パトグラフィーへの誘い

──心の病と文学──

序文

言語遊戯と言語新作
―モルゲンシュテルン、Ch. の ガルゲンリーダーから―

19世紀末、自由な文筆家として知られる、ドイツのクリスティアン・モルゲンシュテルンの「絞首台の歌」を中心とする詩集にみられる言語遊戯から、シゾフレニー(※)の滅裂言語を比較して、精神病理学的な考察を行った。

モルゲンシュテルンは、出典不明の人名や故事、奇妙な生物などの登場する詩を書いて、独特の創作を世に問うた。ドイツ文学史は、表現主義の代表者として位置づけ、言語崩壊から言語の誕生に対する本質を追究したとしている。彼自身、絞首台の歌はいかにして生まれたかのなかで、〝一個の世界観であり、排除されたもの、脱物質化されたものの、誰はばかることのない自由が発言する〟と言う。その詩のほとんどは、奇抜・天衣無縫の叫びで、アウトサイダーのニヒリスム、デカダン、世紀末の不安・混乱を表現する。

ナゾベームなる鼻行類（DieNase 鼻）を創作し、言語の原点の羅列を示し、音声のみのナンセンス詩を披露し、〝言語遊びの敢行される夜明け〟の別世界を謳歌する。了解不能、非現実的作話は、別様の世界からみる真実としている。

ここには、受け入れられない者、排除された者の自嘲的で攻撃的な遊びが表現されていて、他者との交流を遮断された姿としてみることができる。

一方、シゾフレニーの言語新作をみると、言葉のサラダ、滅裂、非現実的発想などに言語遊戯との共通点を見ることができよう。自験例における〝……兄が一人いてヨアヒム、余は品、余は貧〟というような語呂あわせ、出生に対する誇大的な創作にこれをみることができる。ヤスパースは、言語新作について、異常感覚や意図的な新命名、意図しない感覚表現、幻覚に由来する本人に未知の言語、類似表現などの特徴を列記している。

シゾフレニーの言語新作については宮本がその成立の構造を論じているが、疎外された世界にある病者の自己主張として、拒否・阻害・揶揄などが、詩的に表現されているとみることができる。

今回の報告をさらに詳細に論じ、妄想は言語なしには可能とならない（宮本）という論拠を追求していきたい。

※シゾフレニー：現在の統合失調症。Schizophrenie（独）

パトグラフィーへの誘い◎目次

内田百閒と精神医学（上）

―実践的幻聴体験の創出―

はじめに

「『いいにつけ、悪いにつけ、予言は聴かない方がいい。何も云わないうちに、はやくあの件《くだん》を殺してしまえ』その声を聞いて私は吃驚した。殺されては堪らないと思うと同時に、その声はたしかに私の生み遺した倅の声に違いない」〔『件』（内田百閒集成3）より〕。内田百閒没後、35年が経過し、生誕百年記念行事も1989（平成元）年に執り行われている。百閒の文学的評価については、そのユニークな人柄、稀代の名文章家として、すでに独特の位置づけがなされて久しい。

筆者は、戦後の日の浅い頃から百閒の『阿房列車』の驀進を横に見ながら、多忙な臨床医として傍観して時が流れた。百閒が、備前岡山の出であること、筆者の文学の履歴上大先輩に当たること、筆者の父がまったく百閒の生涯年齢に相応し、その『たらちおの記』に触発されたことなどから、一度は百閒の中に入り込みたいという願望を抱いてきた。

今、やっとそういう境地に達し、何かをもの申すこともできるのではないかと思うに至ったので、筆者流に百閒に迫りたいと思う。

かねがね、精神病という重度の障害をあれこれねまわすよりも、奇人・変人に関心が大であったことから、岡山弁で言えば「でーぶん変わっとる」（かなり変わっている）百閒を精神医学はどう捉えるかという主題にしたいと考えていた。

これには一つの伏線がある。

一つは精神医学的な世界が、百閒の作品や、彼の実生活の周辺にあった。もう一つは、百閒研究の最終的ともいえる論評に「つまるところ、いったい、百閒とはいかなる個性なのか、精神医学者に委ねるしかあるまい」というものがあり、それを真に受けて取り組みたいと思う。

精神医学に関わる論説の紹介

すでに数多くの百閒に関する記述や評論があるが、その中で、精神医学的な視点を持ちうるような論評に触れることから始めてみたい。

郷土岡山の研究家・酒井英行は「百閒には、確かに怪奇、偏執狂があったが、幻覚、とりわけ、幻聴の体験的徴候があったわけではない」としつつ森田草平の言を引用し、「百閒をして、奇人・ユーモリストとして理解し、…百閒は、内に狂を秘めた神秘家、ドッペルゲンガーであり、幻覚・錯視現象が旅順入城式には頻出する」としている。

さらに、芥川龍之介の佐々木茂索宛（1927年2月11日）の手紙には、「内田百閒曰《いわ》く『芥川は病的気違い、自分は病的のない気違いである』」と書いている。

また佐藤春夫は「夢魔を現実的意味づけを排して描く百閒の手腕、分身―離魂病、ドッペルゲンガーの話、つまり、自身とそっくり同じ人間がもうひとりひょっこり現れる」と指摘した。川村二郎・種村季弘らは、百閒を「明晰なる精神薄弱・稚気」と評し、百閒への愛好を深めながら、「百間は途方もない馬鹿か、利巧か」と述べている。

山口瞳は、「馬鹿になる条件が揃い過ぎている、馬鹿でなければ書けない文章、…心理学・病理学・あるいは精神分析のほうの分野のひとたちが書いたほうがよいような気がする」と評した。

以上は、百閒分析の精神医学親和性の論評のまとめである。これらを総括すれば、百閒は確かに精神医学の対象にはなろうが、百閒自身はその全生涯を通じて精神病と診断されるようなエピソードはなかったと言えそうである。

しかし、世俗的な、いわば、変わり物、つまり、奇人・変人の系列には立派に席を占められそうである。百閒が職業としたドイツ語の eigenartig は、original と同義であり、原型、本人そのものの意味合いを持つものである。ある人格の典型が示されていると言えよう。ここにこそ、精神医学が言及しなければならない重要な分野があると思う。以下の章において、上記の論評をさらに敷衍して筆者の視点を明らかにしたい。

精神病者の描出

『丘の橋』（１９３７年10月14日～17日、東京日日新聞）に描かれた「おとなしい気違い」の行動描写は、百閒の優れた観察眼がうかがわれ、興味深い。当時の精神病者の容態がそのまま写し出されていて感服する。特に、当時の東京・牛込区の合羽坂にある崖、くばんだ平地、家並みの変容を舞台に、病者が夕闇に出没する様が、幻想的な風景として描写されている。

「北のほうから、小柄な変な男が歩いて来ると思ったが、それは本当は女であるということを…（中略）…聞いて、なるほどと思い、更めて見直した。男柄の浴衣を着ていることもあるし、白ズボンに上著を羽織って来ることもある。頭には白いキャップをかぶり、麻裏草履を穿いて忙しそうにやってくるのだが、…（略）…一か所に気になる所があると見えて、毎日そこまで来ると必ず立ち停まって、じっと何かに見入っている後姿が、私には不思議に思われた」。「暫くしてから、今度は急に落ち着いた足取りになって、なにか男の節の歌をいい調子で歌いながら、合羽坂の方へ下りて行くのである」。

「翌くる日のその時刻になって、矢つ張り急ぎ足で生垣のいつもの場所まで来て、暫く立ち停まるのである。蟻の穴か何かに目印がつけてあって、毎日その模様を見て行くのではないかと想像した。男のなりをしているので、初めはうつかり男かと思ったのだが、よくよく見れば立派な女であり、日に焼けて色は黒いけれど、目鼻立ちもはっきりしている。下の低地の谷町のどこかの出戻りの娘さんで、まだ三十にはなるまいと云う話であった」、「段々に暑くなって…（略）…表を通るその姐さんは平気な顔をして毎日同じ事を繰り返しているから、暑くないのだろうかと不思議に思われた」。「時刻はいつもと変わらないお午時分の、焔の様な色をした往来の真只中を、いつもと違った方角から姐さんがやってきた。山の高いパナマまがいのシャッポをかぶり、暑いのにきちんと着物を着て、太い兵児帯の結び目をだらりと垂らし、右手にステッキを突き、左手を兵児帯に差し込んだり、又口の薄荷パイプを摘まんだりしながら、いい声で、『天に代りて不義を撃つ』の歌を節も外さず、文句も違えずに堂々と歌って行った」（内田百閒集成19『忙中謝客』より、断片的に収録）。

この『丘の橋』は、百閒38歳時の作である。精神変調のある30代の婦人の描写は、実に見事である。これは、実際に百閒が目の前にした人の姿で、背景の合羽坂の界隈描写も当時の風景と思われ、虚構のないリアルな創出であろう。精神医学的に判断すれば、おそらくこの狂人は、精神分裂病（現在は統合失調症）であったとするよりも、多少気分の高揚を持った梅毒性脳症、いわゆる、進行麻痺の患者ではないかと想像される。服装、放歌、常同行為、などを参酌してそう思われる。

狂人の言動は、克明に記載され、正確さを持っている。そして、身近に起こる住まいの変容と来るべき変化に対する不安が背景にあり、哀感、幻想的な雰囲気が見事に描かれている。

実験的「幻聴」の創作

百閒の代表的な作品とされる『山高帽子』には、野口という名の友人と、自分とを重ねたり入れ替えたりしながら、「幻聴体験」を主観的、客観的に描き、かつこれを感得しようとするような試験的な創作の形をとっているように思われる。

野口という友人は芥川龍之介のことであると言われている。ごく身近な友人芥川の最後をその死の前日まで見ていて、芥川と自分とを対比したり、同一化したり、また反転させたりしながら話を進めている。

冒頭、最近の意欲の喪失と、過眠うつ病（眠ってばかりいるうつ病）ではないかと思われる描写のなか、猫の思わせぶりな仕草に、あれこれ悶々とする状態が書かれ、夢と現実の錯綜に感覚の異常を伴う「私」が描かれる。そして、「私のまわりには、何か説明のできない偶発的な意味のあるような音があり、聴覚に過敏となっている。自分の顔にもなにか変化を感じてきて、ひとがどう思うか気になる」と書かれている。関係念慮という思考過程を知っていたのであろうか。

以下、原文をそのまま部分的、断片的に引用していきたい。

「十二月の初めに、…病院の前の蕎麦屋の二階で、私と細君とが話をした。ひとりでに声が小さくなって、ひそひそ話になった。…『この二三日ろくろくお休みにならないから、きっと神経衰弱ですわ』…『今日はお午過ぎから目に光沢がなくなっています』…『それに、小鼻の形が変わって来たように思うんですけれど』…『でも事によると、もう一度は持ち直すかも知れないという気もしますわ』…『何故って』、…『駄目だよ』、…私は真っ蒼になって細君の顔を見た。それと同時に、細君の『あれ』と云う声が、引く息で聞こえた。そうして丼が二つに破れていた。『駄目だよ』と云ったのは、私ではなかったのだ」。

「『それは君が云ったのさ。…自分の考えていない事をいきなり云ったり、自分の云った事が他人の声に聞こえたりするのは、もうそろそろ本物だよ、君』…野口はそう云って、恐ろしく長い両手を、くねくねと変なふうに揉んだ」(野口と私の会話が続く)。

「『だって君、今の話なんぞは、既に怪奇や神秘の領域を超えているからね。君の奥さんだってびっくりするだろうよ。その時の君の顔を想像しただけでも僕はいやだね』

『しかしフラウもその声を聞いたと云うんだぜ』

『その声と云うのは君の声なんだ』…

『いやいや君の云う意味とは違うのだ。もし本当に君の声でなかったとすれば、君には既に幻聴が現れているんだ。いよいよ本物だね』」。

(祖母が焼いてくれた餅の夢に、ありありと匂いまでも嗅ぐような心境からさびしくなり、行きつけの料亭に入る。馴染みの女中に、見えない連れと語る様を描き、見えない人と対話して、変なひとと思わせる)。

『何だか今日は少し変なのね…』『気違いなのかしら』

『全くよ、…それからもう一つ、その方はいついらしても、山高シャッポなのよ。変なものねえ、どこか変な方は、あんなものを被りたがるものらしいわね』、『数年前の一月のある朝、薄い雪が降り出して…見る見るうちに白くなった。…私はその浅い雪をさくさくと踏んで、中庭を五六間も歩いたと思う時、…いきなり足が竦んで動けなくなった。広い海の真中に一人浮かんだ様な気持だった』、『今のお話では、君にもやつぱり広い所を恐れる傾向はあるらしい』、『どうも可笑しいな、高い所なら誰だって怖いけれどね』」。

「野口は気味悪そうな目を転じて、自分の手を見ていた。…今にも私の頭が狂いだすような忠告をしたりする癖に、野口自身は非常にそう云うことを恐れていた。…

『その後、幻聴は聞こえないかい』

『大丈夫だよ、幻聴なんか聞くものか』

『でも…僕は一晩中おどかされた。何だか聞こえそうな気がして仕様がなかった…』

野口は二人の方に向って、気味のわるい指で私を指さしながら言った。『この人にはもう幻聴があるんだよ』。

私はこの頃少し疲れたらしい。…それから、鼾の音がますます大きくなるらしい。そして相変わらずよく眠る。…なんだか時々遠くの方で、宵とも夜半とも時刻を定めずに、何だかわからない声が一声ずつ聞こえた。…同じような夢を繰り返し繰り返し見続けた。…目がさめてから、夢のあとを追ってみても、…その男たちは…いつも同じ仲間なのか、それもはっきりしなかった。…

私は、野口の云った幻聴の事が妙に気になり出した。幻聴の恐ろしいことは、私も知っていた。…その後の、寝床に聞こえる不思議な声の事も思い出して、余りいい気持はしなかった。…人が私の事を何と云うのも構わないし、又自分としても、万一そう云う懸念があれば、単に病覚のあるなしで、恐ろしい事をきめるわけにも行かなければ、又打ち消す事も出来ないのは知っている。…それにしても人の云う事が気になった。…人が私の事を変なふうに話し合っているだろう。…まあ人は何とでも思うがいい、と私は気をかえた。

野口は、…それから私の顔を見て続けた。『君には自殺する勇気もないし』『勇気もなさそうだが、どうせ死ぬにきまってるんだから』…

その後で彼を訪ねたら、パイプを銜えたまま、椅子に靠れて妙な顔をしていた。丸で眠っている様だった。頚も手もぐにゃぐにゃで、頼りがなさそうだった。…彼は重たそうに瞼をあげて、私の顔を見た。しかし直ぐに又目をつぶって、ふらふらしている。『眠り薬を飲み過ぎてね、まだよく覚めないんだよ』…言葉もべろべろだった。

私は野口の様子が普通ではないと思った。…彼が、二日後に自殺するとは思わなかった。睡眠薬を少しづつ過量に飲んで、その最後の日の準備をしていたのだとは思わなかった」(内田百閒集成3『冥途』より)。

『山高帽子』は１９２９年６月号の「中央公論」に掲載され、１９３４年、『旅順入城式』に収録された。この作品の中に登場する「野口」は、芥川龍之介のことであると言われていることは前述したが、当の芥川は、『山高帽子』の創作2年前の1927年7月24日に自決した。しかも、それに先立つ同年2月、「文芸時報」（発行は8月）に『内田百閒氏』を執筆している。その中で彼は、当時、百閒に対する世評の乏しく評価の低いことを嘆き、「内田百閒氏を顧みざるは何故ぞや」、その「俳味を交えたれども、その夢幻的なる特色は人後に落つるものにあらず」と書いている。百閒は、交友を通じて、芥川の睡眠剤によるもうろう状態を、ごく身近に見ていたのである。その見聞が『山高帽子』の中になまなましく描出された。

百閒が、この『山高帽子』に描きたかったのは、「〃山高帽子〃を被るような人はなにか変っているんだよ」という野口（芥川）の言葉を前景にして、病覚という表現にみるように、異常という世界とは何か、実践的に体験しようとした。しかも、実践はおろか、すでに自分自身がおかしくなっているのではないかと、耳をそばだてている様が描かれている。場面には、意識変容を体得できる夢の描写が独特の陰影をもって描かれる。百閒の真骨頂であろう。悪夢、幻想の世界、偶然か必然か、それとも現実なのか、人物交錯を通して巧みに語られていく。

精神病理学は、幻聴に対する病者の病覚（病識）を否定する。つまり、病者は幻聴に対して幻聴とは認識しない。事実聞こえるという実感から逃れられない。百閒は幻聴があればもはや紛れのない狂人だと言う。これは、とりもなおさず、彼自身が幻聴を持ったことのない自覚を述べているのであり、夢幻の中に感得されるようなものではないかと模索する姿を創作したのであろう。

「潰すような声」

『サラサーテの盤』は、戦後まもない1948年、「新潮」に掲載された百閒の作品の一つであり、1922年の『冥途』と並んで、百閒の幻想的な創出として高い評価を受けてきた。

百閒の感性の一つに、音に対する研ぎ澄まされた敏感さを指摘できるであろう。この作品の冒頭には、「がたがた…いう風」「何の物音もしない」「ころころという音」「廂をすべって庭の土に落ちた（音）」など、宵の口の暗い居間から周囲の音を聞く本人の聴覚の描写に始まる。確かめようとした瞬間の意外な遭遇に身震いする。生と死、怨念は異界にさ迷い展開する物語の伏線である。

「中砂という友人の前妻の子、きみ子は夜中のきまった時刻に目をさまし、一心に亡くなった父と話している。…きっと、こちらに預けてある物を中砂が娘にやりたいのでしょう。…夕刻、私の玄関に立ち、外に待たしているきみ子を伴い、夫の遺品であるサラサーテ自奏のチゴイネルワイゼンのレコードを返してほしいと、…二三度目の懇願をする。

中砂が死んでまだ一か月。…きみ子が亡くなった父のことを夢にみていてもおかしくない。余り毎晩なので可哀そう、夢だとも思われない。きっと、こちらにきみ子が気にする物がお預けしてあるに違いない。私の髪の毛が一本立ちになるようだった。…サラサーテのレコードは友人に又貸しして忘れていた。…おふさの家で、引っ越しの時に持ってきたという睡蓮が咲いていた。きれいだなーといったら、死んだ人の丹精ですからと云い、だまってしまった。睡蓮って、晩になると光ますのねとおふさが云う。花びらがぎらぎらした色で。持ってきたサラサーテの盤をおふさは開けた。古風な弾き方でチゴイネルワイゼンが進んで行った。はっとした気配で、サラサーテの声がいつもの調子より強く、小さな丸い物を続けさまに潰している様に何か云い出した…おふさは、その解らない言葉を拒むような風に中腰になった。違いますと言いきって、きみ子を探し、泣き出した」（『内田百閒集成4『サラサーテの盤』）より。原文を断片的に収録）。

すさまじいまでの生と死の狭間をさ迷う人間の様と言えようか。百閒は自ら現実を離れた異界を、幼少の頃から感じてきた。夢に見る世界も、百閒にとっては、けっして非現実的な世界ではなく、みずからはっきりと意識することのできる世界でもあった。チゴイネルワイゼンのあの幻想的なジプシーの旋律の中に入り込んだサラサーテの肉声は、百閒の卓越した創作力であり、幻覚を現実化したともいえるであろう。

まとめ

百閒に関する精神医学的考察として、ここに精神病理学、特に精神病と対決する百閒を提出した。対象にしたのは、『丘の橋』、『山高帽子』、『サラサーテの盤』である。

『丘の橋』における狂女の描写は、百閒がいかに観察眼にすぐれていたかを示すものとして驚嘆に値する。ひと、しかも狂人とする人の振る舞いに対する克明で繊細な描写は、この作品に限らず、百閒の独壇場ともいえる。精神医学的には、百閒が物事を客観的に見うる資質の持ち主であることを示すものであり、こころの病気を見うる冷静さを持っていた。何か変わった界隈、その中をさ迷うひとの異常などを、独特の文体で描出したものである。

『山高帽子』では、身近であった芥川龍之介の睡眠剤中毒による朦朧や幻覚の様態を身近に体験し、自らを芥川に重ね共感的同一性を創出しようとした。

『サラサーテの盤』においては、精神病における最も典型的な幻聴体験を、自らの夢魔の体験から異界に通じる異常体験として感得しようとする。この果敢な構築にぞっとする迫真性があった。

参考文献

（1）酒井英行：『内田百閒〈百鬼〉の愉楽』、有精堂出版、1993年。
（2）『なぞの人。百閒発見！百鬼園百面相』（KAWADE夢ムック／文藝別冊）、河出書房新社、2003年。
（3）『内田百閒集成1～24』（ちくま文庫）、筑摩書房2002～2004年。

（初出）
「日本医事新報別刷」第四四五四号（平成二十一年九月五日）
「日本医事新報別刷」第四四七三号（平成二十二年一月十六日）
内田百閒と精神医学—実践的幻聴体験の創出

内田百閒と精神医学（下）

―百閒の人間像―性格的分析

はじめに

内田百閒の精神医学的考察として、本誌４４５４号の本稿「（上）」において、実践的であった幻聴体験を辿ってみた。

その中で百閒自身には精神病的な症状はなく、作品に登場する病者の観察については、克明にこれを追求し、創作の糧とした経緯を述べた。

百閒は、精神病に罹患したことはないと一応結論づけられるが、相当の変人であることは、一般に広く膾炙されてきている。

そこで、奇人・変人という見解を精神医学でいう人格・パーソナリティから論じたい。

性格特徴のキーワード

代表的な百閒論として山口瞳は「百閒を論じることは不可能である」と言いながら、かなり突っ込んだ論述をしている。つまるところ、「百間という人は馬鹿であるという一語に尽きる」という。これに、「泣き虫、こわがり、小心、人見知り、負けず嫌い、ワガママ、意地悪、威張り屋、偏執を加えてもいいが、中心になるのは馬鹿である」と。これを、発達精神医学からみれば、要は、百閒に、いわゆる発達障害が伺われるということになる。

「子供大人」という言葉がある。ドイツ語にも、Kindermenschenがある。その他のいろいろのエピソードや、言動を集約すれば、幼児性という特徴が浮かび上がる。「馬鹿」とか、「精神薄弱」（川村・種村）という言葉は使用したくはないが、山口の挙げた特徴は、この幼児性と発達障害を持ち続けた人格の持ち主ということになろうか。以下、百閒像について具体的に論述したい。

こだわりの儀

『実録阿房列車先生』（平山三郎著）の冒頭に、食事のお膳を前にした百閒の動作を克明に写した文章がある。少し長いが、重要なものと考えるのでそのまま載せる。これは、『特別阿房列車』（「小説新潮」、昭和26年初出）が原典である。

「お膳の上に小皿を十個ほど一列横隊に並べ終え、盃を取り上げるばかりにしておいてから、もう一度、先生は自分の目の前の御馳走の順序とわたしの前に並べたのと順序が同じかどうかを確認する。いつもと同じ手順で、いつもと同じ皿小鉢が順序正しく、同じ配列で並んでいなければ、気に喰わない。いつもそうだから、目の前のお刺身の向きや焼き魚の尻尾の向きを、カン性にちらくらと動かしている間じゅう、わたしはじっとして待っている。盃は、それが終わるまで取り上げてはいけない。口の中に唾がたまってくるときもある」。

この『実録阿房列車先生』は、平山三郎が百閒に誘われて、阿房列車の旅に出ようとする最初の時のことからを書いた本で、その冒頭に「貴君は汽車の旅行がすきかね」に続いて、百閒先生の揺るぎない性癖を描写したものである。百閒を語る上で、最初にして最後の、百閒素描として特筆に値するものである。

自己を見つめる

①『船の夢』（昭和16年、那珂書店）

この中に収められている「竹橋内」において、百間はたくみに自己分析を試みている。タクシー代金のけちけち話である。

「タクシーの運転手は黙っていれば大概竹橋を通る。…九段坂に出た方が、回り道の様に見えて実は近いと教えてくれた。…竹橋経由の料金はいつもきまっているけれど、九段回りにすると、それより十銭安くてすむ事が三度に一度はある。…しかし、…一寸した拍子に外れるので、…家の前まで帰り、そこでよろしい、その右側だと云った途端に、かちっと音がして十銭高くなっている。…ひやひやしながら安くてすむ事を念じていた所だから、…家に這入って洋服を脱いだ後まで、まだ不愉快である。不愉快と云うのは十銭が惜しくてあきらめがつかないのである。…三度に一度は安くなると云うのも、その割合はあてにならないのであって、九段回りは結局気を遣うだけ損であると思い出した」。

②『続・立腹帳』—十年の遺恨

「大地震後の新橋界隈は薄暗くて…（略）…汚れた月が傾きかけていた」。百閒と森田草平は歳末の新橋の行きつけの飲み屋でかなり度を過ごした。草平が学生の会席に紛れ込み、これを探しに行った百閒ともども、学生と諍いとなり、暴力と侮辱に会う。横面を張られて立ち去った学生に対して大いに腹をたてた。「帳場から飛び出してきた男たちにだきとめられたまま、私（百閒）は憤激の為に身体がふるえて止らなかった。私は、どんな手段によっても、この男を探し出さなければ承知しないと考えつめた。二日も三日も心が平静に返らなかった。それから十年たっている。その時殴られた恥よりも、その恥を十年後の今日、なお忘れ得ない妄執の方を、はすかしく思う可きである。しかもその恥を更に自ら文に綴って、人中にさらして悔いない程、私の遺恨は深いのである。不思議の縁で三田新聞にこの遺恨を載せて、数多き読者の間に、或いは十年前の暗闇に隠れ去った男の目にも触れる事があるかも知れないと考えつつ、立腹帳に紙を足して、書き加えておくのである」。

不安の原点

①『沙書帳』甲章1

「三年住み馴れた乞食小屋から這い出た。…家の前に焼け跡の広っぱがあって、広っぱの下が往来である。往来から上がって来るには低い石階段がある。私のお葬式の時に雨でも降ると困ると先のことを心配した」。

②同・甲章4

「蔦の先の芽を摘みきればいいかと思ったが、…切断した手や足が手頚や足頚のないなりに伸びている様であまりいい気持ちでないから、先を切るのはやめた」。

③同・乙章5〜6

「今年の夏の盛りには殆ど連日の雷雨で余っ程寿命が縮まった。…略…雷鳴には潜在的な恐怖が伴うからもっと漠然とした不安が起こる。何万年来の遺伝の恐怖だろうと思う」。

不安神経症

百閒は、幼児から不安神経症を病んだ。これは三つのエッセイに、暗所恐怖、高所恐怖、広場恐怖と題して書かれている。もう一つは、心身症を巧みに表出した突発性頻脈がある。いずれも百閒ならではの筆致で、専門的にみても、十分症例提示として教材に使用可能なほどである。その描写を少し覗いてみる。

「暗所恐怖。暗い所はこわい。…うちの中では一たび明かりを消せば、本当の暗闇になる。もう寝るのだからと云うので燈火を消してしまえば、重苦しい大きな黒い塊の底に横たわっているとになる。…夜寝る時は…明かりを消すと寝つかれない。真っ暗になった途端に生き苦しくなり、どっちを向いて呼吸をすればいいかわからないような気持ちになる」。

「広場恐怖。昔、『境界の状態』（筆者注：グレンツ・ツウシュテンデとルビが振られている。Grenzzustände）と云う独逸語の本を読んだことがある。きちがいと普通の人間との境目の状態を書いたもので、随分おもしろかった。そんな本が面白かったというのは、すでに少々おかしいのかも知れない。…中庭は恐ろしく広い…一面に真白い薄雪を敷きつめた（その）中庭に踏み込んだ。…その上を歩いて行くと、急に気分が悪い様な、目まいがする様な、何だかわからないいやな気持になった。非常に不安で、足元ががくがくする。…そのわけのわからぬ不安感…見果てのない大海原にただ一人取り残されている様である。…いつか本で読んだ事のある広場恐怖に襲われたのであろう」。

「高所恐怖。私が子供の時分、まだ若かった父が…褌一本の裸で裏庭へ出てきた。…なにを思ったか、…梯子に手を掛けて登り始めた。…勢いよく登って…屋根の庇に手が届く所まで行った時、…急に父は変な声をだした。早く、だれか来てくれ。…後で考えると、父はそこまで登った梯子の上で、高所恐怖に襲われたのである。…父に在ったその様な素質は、私にも遺伝しているらしい。私は子供の時その四階楼へ登った。…一番上の四階に出た途端、…いきなり目がくらんで、足元ががくがくして、そこに起っていられなくなった。あわてて降りてきたが、青くなっていた事と思う」。

心身症

人の不安は、誰にもある存在の原初的な心理であり、その精神的な表出が神経症とすれば、身体的な表出となると、これを精神医学は、心身症という。百閒には、突発性頻脈という持病があった。自らこれをパロキスマーレ・タヒカルディアと医学用語を使用している。これは、『特別阿房列車』の初めのほうにうまく書かれている。

「元来私は動悸持ちで結滞屋で、だから長い間一人でいると胸先が苦しくなり、手の平に一ばい冷や汗が出て来る。気の所為なのだが、原因が気の所為だとしても、現実に不安感を起こし、苦しくなるから、遠い所へ行く一人旅なぞ思いも寄らない。もし今度の思いつきを実行し、一人で出掛けたら沼津辺りまで行った頃、巳に重体に陥った様な気がするであろう」。

褊執人間の自覚

『山高帽子』の冒頭には、人の顔貌についてのやりとりが書かれている。これは、人がおかしい(狂気)かどうかの論議につながっていて、自分を人がどう見ているのかを気にしている対話が書かれている。人の顔をみて笑い出す、目も鼻もちゃんとおさまっている、貴方の顔は長い、貴方の顔は広い、膨れ上がった顔、のっぺらぼうになる顔などである。自分の顔についてあまりよく言われなかった相手への仕返しに、「私は顔の長い同僚に宛てて手紙を書いた。その文案を練る為に、学校から帰って丸半日を潰したのだった」。

この後の文面がこの項の考察点である。文中、「長《なが》い」に注目してほしい。

「長々ご無沙汰致しましたと申したいところ長《ナガ》ら、今日ひるお目にかかった許りでは、いくら光陰が矢の如く長《ナガ》れてもへんですね。長長《ナガナガ》しい前置きは止めて、要件に移りたいのですけれど、生憎なんにも用事長《ガナ》いのです(筆者注:ここは『長い』の文字を逆さにして、『なが』を『がな』と読ませ、『用事ガナい』と表している)。止むなく窓の外を長《ナガ》めていると、まっくら長《ナガ》ラスの外に、へん長《ナガ》らの著物を著た若いおん長《ナガ》たっているらしいのです。びっくりして起き上がろうとすると、女は私の方に長《ナガ》し目をして、それきり消えました。私はふしぎ長《ナガ》っかりした気持ちがしました。同時に二階の庇でいや長《ナガ》りがりと云う音が聞こえました。おん長《ナガ》のぞいていたのは、家の猫のいたずらだったのでしょう。秋の夜長《ナガ》のつれづれに、何のつ長《ナガ》りもない事を申し上げました。末筆長《ナガ》ら奥様によろしく」という手紙である。

もらった相手は、「あの手紙には一本まいりましたね。しかしそんなに（私の顔は）長《ナガ》いですかね」と言わせている。そして、「青地さんは用心しないといけませんよ。どうもあの偏執するところが当たり前じゃありませんね」と言い返されている。青地さんは（百閒のことであるが）、自分の顔を、ふくれあがっていると言われた腹いせに顔の長い相手に執拗に仕返しを書き綴り、自己分析をした創作と言えようか。

「借金運動も一種の遊戯である」——強迫的反復行為

ほとんど終生にわたる百閒の債務については、百閒を語るうえにおいてこれを避けて通れない妙味となっている。百閒はこれをあからさまに創作に描出し、社会的には厚顔無恥と言われてもしかたのない正当化を繰り返し書いた。しかし、これが百閒の百閒たる所以であり、軽妙洒脱の極となっている。ここには、滑稽と深刻、焦燥とうっ屈、粘着的な性癖を考える上においてきわめて興味深いものがある。二、三の文言を拾ってみる。

百閒の随筆選集において、必ず収録される『無恒債者無恒心』がある。孟子の「恒産なきものは恒心なし」に依っていると思われるが、物質生活が安定していないと精神も安定しないという意味合いをもじり、借金こそ真の安定にいたる生活であるということになる。第二章において、「小生の収入は、月給と借金とによりて成立する。二者の内、月給は上述のごとく小生を苦しめ、借金は月給のために苦しめられている小生を救ってくれるのである」と書き出し、給与や原稿料があるために、これを受け取る際に起こる債務履行。悶着を悩むことになる。そして、再度借金をすることによって救済されるということになる。かくして、「恒債無ければ、恒心なからん」ということになり、「お金の有難味の、その本来の妙締は借金したお金のなかにのみ存するのである」。第六章に進むと、借金自体にも嫌悪を表明する。「借金をするときは恐ろしく切迫詰まった気持で借りるけれども、…借金運動も一種の遊戯である。毬投げのようなもので、…始めから受けとらなければいいのである。…」「大晦日の夜になって、…あんなに馳り廻らなかったら、その自動車代だけであっても、新聞代やお豆腐やさんは済んだのに、という細君のうらみも肯定した。…別にお金のいることはないのである。いるのは、借金取りに払うお金ばかりである。借金取りに払う金をこしらえるために、借金して廻るのは、二重の手間である。むしろ借金を払わない方が、借金をするよりも目的にかなっている。じっとして出来る金融手段である。…小生は借金の絶対境にひたりつつ、除夜の鐘を数えた」。

債務者の性格

「一体、一たび借りた金を、後に至って返すという事は、可能なりや。小生は、本来不可能なる事を企てて、益もなき事に苦しんでいるのではないか。借金に関する古代ギリシャの哲学者の話、名前…も忘れてしまったけれど、…その要旨は、…人が金を借りる時の人格と、返す時の人格とは、人格が全然別である。同一人格にて金を借り、又金を返すという事は不可能というより、むしろあり得べからざる事なのである。人は元来あり得べからざる事のために労するとも益なし」。

考察

以上は、百閒の創作を引用し、百閒の性格形成のルーツを探るための資料とした。これを基に、百閒の精神構造のまとめに入りたい。

①少年の心と父の死

百閒は『たらちおの記』を書いたが、たらちねの記と題しては母のことは書かなかった。性別に関係なく「たらちね」が両親を指す事は早熟であった百閒は知っていたと思われる。あえて「たらちお」として父のことを書いたのには、父思いの潜在的な意識があったものと思われる。百閒本人が中学を出る前に家は傾きつつあった。その当時から、父親は後に脚気衝心を患い病死するまで、途中、斜視の手術を受けたりしながら、志保屋の若い当主として手広く遊んでいた。

百閒は父の手術後には、「苦みばしったいい男」と書き、父をそばから仰ぎ見、憧れにも似た心情を有していたようである。夜半、帰宅した父に、祖母が煙管をたたきながら説諭するのを聞いていたが、それでも子供心に父が悪いことをしているとは思わなかったし、一方、父を褒める人の言に加担して父を賛美さえしているのである。父がその行状から牧師に馬太伝を聞いていたことを30年後思い出しながら、当時の牧師に厚い思いを持ち続けている。父と行った大阪の博覧会で買ってもらったオルガンは、上京後も持ち回り、借金の張り紙を何度も張り直して維持していた。明治38年、百閒17歳の時、父は岡山市の町はずれにある仏心寺という山寺で一命を閉じた。百閒は、父の手をとり、「これでいい、もう死ぬ」と言った父の一言とそれにすぐ続いた死との境目を考え分けることができなかったと結んでいる。

この『たらちおの記』を読んで思うのは、種村季弘の指摘するように、百閒はいわゆるエディプス・コンプレックスを経過しなかった心性の持ち主ではないか。何か、男性性欠如の傾向と、童児の風貌、箏曲と宮城道夫への異常な傾倒、愛猫ノラ事件などを思考すれば、そのように分析できるのではないかと思われる。

②文才と執拗な観察

百閒は17歳にして、『文章世界入選文』を書いた。言うまでもなくここに展開する世界は、少年の眼に映る備前岡山界隈であるが、その筆致は克明で、顔面の一点のしみをも見逃さない観察力であり、網羅的な執拗さである。乞食の言動、大日の床屋風景、西大寺駅などにみる、微細なまでの観察と雰囲気が少年らしからぬ筆致となっている。

「ふと見たら、頸に瘰癧《るいれき》を切った痕がある。肉がちぢれ著いて居て、気味が悪い。…追われた男だ。左の鼻の穴に、筆の軸を突っ込んで、目玉をぱちつかせて居た」(西大寺駅より)。

ここには、執拗さ、滑稽さを漂わす詮索癖がみてとれる。

③債務強迫の観念論

同僚との物質と現象についての他愛ない論争を書いた『百鬼園新装』の中に、債務に関する金銭についての解釈を述べている。おそらくこれが究極の百閒の債務懊悩に対する結論であろう。

「百鬼園先生思えらく、金は物質ではなくて、現象である。物の本体ではなく、ただ吾人の主観に映る相に過ぎない。或は、更に考えて行くと、金は単なる観念である。決して実在するものではなく、従って吾人がこれを所有するという事は、一種の空想であり、観念上の錯誤である。…それは丁度、時の認識と相似する。過去は直接に未来につながり、現在というものは存在しない。一瞬の間に、その前は過去となりその次は未来である。…過去と未来はすぐに続いている。…Time is money. 金は時の現在の如きものである。そんなものは世の中に存在しない。吾人は所有しない。所有することは不可能である」。

ここまで明快に言い切れば意識的な諧謔、昇華された観念論とみて興味深いが、強烈な権威主義の百閒像が浮上していると言えよう。

④内田百閒の精神構造

これまで百閒の著述を引用しながら、彼の人格構造を明かす資料としてきた。そろそろ結論を出そうと思う。

近時、精神医学における人格障害類型には、アメリカ学派のDSM分類と世界保健機構ICD分類が使用されている。人の性格特徴を云々する場合、障害概念をもってこれにあたるのは、精神医学の勝手な傲慢さかもしれない。フロイトに始まる精神分析は、神経症を超えてより重度の障害者分析に向かった。ここでは、正常者のパーソナリティーと発達の方向で論じる必要があろう。百閒には重度の精神障害はなく、フロイド流の神経症範囲の発達と障害に当てはめて論じるのが正当であろう。筆者は当初内田百閒について、日本病跡学会において、土居健郎氏のいう「甘え」の理論を援用すれば、百閒の心性は分かりやすいのではないかと考え発表してきた。結論的に、精神分析的な防衛機制としての反復強迫が彼を駆り立てたのではないかと考えた。精神分析的には、ナルシズム、アンビバレンス、無意識の罪悪感、反復強迫などを解明する上で非常に便利な用語である。

今、性格障害を思考する上で、基本的には、社会とのかかわりの病理性、精神病との近似性という特徴、そして、不安になりやすい特徴を持つものの三群が論じられている。

第三群の中には、回避性、依存性、強迫性、などが挙げられているが、それぞれを独立した一つの類型とする論拠には承服し難い。百閒には、確かに不安を原点とする発達障害がみられ、これが社会生活を困難にしていたことを思考すれば、この類型の中にあるとしてよいかもしれない。百閒が多分に躁鬱的傾向を持った人であるとすれば、第二群の演技性、自己愛性の特徴を併せ持った人物であったとみることもできよう。結局あれこれこねまわしてみても、ひとの性格を的確に表現するのは困難である。

初めに戻って、百閒の特徴を列記した文芸評論、とりわけ山口瞳の分析を上回る結論には至らない。あえて本論を支持させてもらうとすれば、変人・奇人を精神医学的に考察すれば、かくかくしかじかの次第であるということになる。百閒自体は、小説家願望の中で、創造的な衝動のごときものも、強迫過程の中に容易に移行するものを包含していたであろう。ともあれ、強迫は不安な感情状態の上に発生するということは言えると思う。

文献

（1）『内田百閒集成1～24』（ちくま文庫）、筑摩書房、2002～2004年
（2）『なぞの人・百閒発見！百鬼園百面相』（KAWADE夢ムック／文藝別冊）、河出書房新社、2003年
（3）平山三郎『実歴阿房列車先生』、朝日新聞社、1965年
（4）細川　清「日本病跡学雑誌」、71号（学会抄録集）、2006年
（5）細川　清「日本病跡学雑誌」、74号（学会抄録集）、2007年

ヴァン・ゴッホ兄弟のカタストロフ
二人組精神障害の軌跡

はじめに

（1）本資料の提出は、最終的には、ヴィンセント・ヴァン・ゴッホの精神病像の解明にある。これまでに、カール・ヤスパースのシゾフレニー説（現在の統合失調症）、ミンコフスカのてんかん説を代表とされる多くの論説がある。より一般的評論では、ゴッホは決して異常な人物ではないという意見も強い。こうした解離した評価をどう結びつけるかが私の論点である。精神医学者は、質的な生物学的素因によって人を診断する学問の伝統を守ろうとする。一方、深層心理学的な成因を深く求める方向もある。

今回、「テオ　もうひとりのゴッホ」オザンヌ＆ジョード、伊勢英子・伊勢京子訳（２００８）を手にし、ゴッホ兄弟の親密であった生活史を詳細にした本書から、ヴィンセントの精神病像が二人の関係の上に成立し、病像はけっして了解不可能な精神病ではなかったことを明らかにしたい。その成立は心因反応的であり、解離障害を包含したものであったことを論証したい。

（2）「…テオは兄ヴィンセントに縛られ、ヴィンセントはテオに縛られていたのだ…」―序章より―

絵画の巨匠ヴィンセント・ヴァン・ゴッホと、その弟テオ・ゴッホの終生かわらぬ親密な共存を書いた、マリー・アンジェリク・オザンヌ＆フレデリック・ド・ジョード「テオ　もうひとりのゴッホ」（伊勢英子＆伊勢京子訳）には、まさしく巨匠の絆が、〝二人組〟の情愛、感受性をもって描出されており深い感動を覚える。二人の精神状態が終生にわたって克明に記録されている。私はこれを、精神医学の言う〝二人組精神病〟（後述）に類するものとして読んだ。兄ヴィンセントの病跡については、これまで多くの資料が残されてきた。一方、弟テオの精神状態についてはあまり触れられていないように思われる。この本の末尾に驚くべき事実が述べられている。それは、テオが彼の短い生涯の終わりに進行麻痺（脳症）を発症していたことであった。テオの末期に近い状態と、ヴィンセントの自殺とはほとんど折り重なっている。この書に、兄弟の病跡をたどりたい。

この書にそって、逐一その足跡を辿りながら意図するところを抽出していきたい。

ヴァン・ゴッホ家

ヴァン・ゴッホ家の一族は、オランダ国境に近いドイツ領にある町ゴッホの一族で、代々牧師か画商で名をなしていた。テオは、兄ヴィンセントに遅れること五年、１８５７年、ベルギー国境に近いズンデルト村に生を受けた。テオは、もうひとり姉、長男となっていたヴィンセント（死産となったもうひとりの長男があった）と、他に三人の妹と、特に母親との強い絆に結ばれ成長する。当時、父ドルスの説教師としての収入には限界があり、質素を旨としたが、特権としての恩恵を受け、家政婦と住み込みの家庭教師がいた。しかし、六人の子供が幸福家族の家計に影を落としていく。

テオと母モー

一家は自然に溶け込み、散策を共にするのが日課であり、子供たちは釣りに興じた。

一家の健全な精神と健全な身体の家訓とも言える裏面に、母モーの異常ともいえる性格が見られたと言う。優しさの陰に、突然の怒りと記述されている。いつ何時、彼女の怒りに触れるかもしれなかった。何事にも反対意見は差し控えられた。母モーのこうした性格の二重性は、後年の息子たちの女性に関する対応に強い影響力を及ぼした。特に、兄ヴィンセントは母に、そして、テオは父に似たと書かれている。テオは、寛大で、ひとに尽くし、協調的で忍耐強く、内気な面もあり、反抗心もなく穏やかであり、争いを内に秘めるタイプであった。いわば善意の化身であった。

兄弟愛の誕生と最初の別離

兄ヴィンセントは、他の兄妹から離れ一人でいることが多かった。死んだ兄と同じ名前をつけられ、自分は代役だと感じていたようだ。テオが生れたとき、ヴィンセントは開放感をおぼえたか、二人の間に奇妙な絆が誕生した。この本の著者は、二人の間のこの稀有な絆は、精神分析的な説明で議論の余地があろうと言う。ヴィンセントは後に、自分と違って、幸せ者テオと呼んでいる。ヴィンセントは大真面目に兄を演じ、二人は砂の城を築いていった。この〝失われた楽園〟は、後に、耐えられなかったいまわしいものでもあったからである。

１８６４年、ヴィンセントは、寄宿学校に入るために旅立った。テオ、７歳であった。

二年後、ヴィンセントは初等教育を終え、王立の中学校に入学する。ところが、１８６８年、ヴィンセントは突然帰郷する。学業を放棄した。今風に言えば、登校拒否であろう。思春期の苦悩のなかのヴィンセント、熱心に学業を進めるテオ。ぎくしゃくの日々であった。ヴィンセントは無為に過ごすわけにもいかず、家計は苦しく、労働を強いられていく。伯父のセントが救済の手をさし伸ばす。セントは、美術商であり富裕であり、パリの画廊にヴィンセントを勤めさせることにした。ヴィンセントは、短期の見習の後、旧ヴァン・ゴッホの社員として、一家を離れ、テオと別れる。１８７１年、一家もズンデルトを離れ、父ドルスは地域に最期の説教をし、一家は新たな教区に向かう。

実存の危機

父ドルス、母モー、子供たちと家庭教師の一行は、ヘルフオイルトの牧師館に引っ越した。テオは、プロテスタント系の私立学校に二時間かけて通学した。ヴィンセントは当時ハーグに居た。夏休暇の終わり、テオは、ヴィンセントの住むこのハーグに共に何日かを過ごす。ヴィンセントは岩のような頑健さで優越者的な役割を演じ、テオは蒲柳の質で屈折した夢想家であった。二人はレイスウエイク街道に遠出をし、風雨に曝され、風車小屋に逃げ込み、いわば恋人同士に似た一体感に時を過ごした。後の書簡にも忘れがたい思い出として二人のものとなったことを残している。類を見ないこの兄弟の書簡はこの時に始ったといわれている。

二人には、それぞれに、そして、また共に変化が生じていって不思議ではない。男は兵役の義務があり、女にも教育の問題が一家に押し寄せる。テオは15歳にして就労せざるを得ない。セント伯父は画廊部長になっていたヴィンセントの商会に、テオを送り込んだ。当時、このグーピルはセント伯父などの実力で相変わらず美術界の中心的存在であった。このハーグにある会社に共に働くことには問題ありとして、テオはブリュッセルで働くことになる。

テオはブリュッセルの新しい時代の芸術の虜となり、宗教にのめるほどの打ち込みをしていく。謙虚と情熱の両面から没入して行く。ヴィンセントは同じ世界の人となったテオとの結合を、この時から、共通の情熱として一生を開始したともいえよう。

ヴィンセントは１８７３年、ロンドンに移動。その後釜にテオ、断腸の思いで、魅惑のブリュッセルをあとにハーグに向かう。16歳になっていたばかりのテオはグーピルという会社の品位を傷つけない服装、態度を要求されていた。仕事の上では順調であったテオにも精神的な懊悩が襲うようになっていく。メランコリーに侵される。重いふさぎに取り憑かれるようになった。テオはこれを霧散させるべく性欲との交換に落ちいっていく。十歳代の歓楽はハーグの娼館に向かう。１８７４年の頃、テオ18歳、足繁く快楽と放蕩を重ねた。兄ヴィンセントにこれを打ち明けた時、兄は宗教的な戒めを与えるのみであった。以後、二年間書簡はなく、二人の関係に一時影が差した。一方、ロンドンで兄も失恋のなかにあり、誰しもが陥る青春の苦悶の最中であった。

両親は、テオが入信を果たしていないのを長年苦にしてきた。１８７４年、クリスマス、やっとテオはいやいや堅信礼を済ませた。ヴィンセントも、行状に不快であった両親と和解していた。

翌年の１８７５年、テオは、既に娼婦への耽溺を絶っていたのか、意中の人ができていた。ところがそのアンネッテが不治の病でこの世を去った。再び、テオは深いメランコリーに陥る。和解していたヴィンセントも、ごく当たり前の励ましを送るのみであった。ヴィンセントにおいても、社会適応性はきわめて乏しく、転々と職を変え、勤務地を異動していた。二人の苦悩を収斂させるのは、クリスマス休暇の家族集合しかなかった。テオはなお疲れ果てていた。肉体は道徳を裏切り、食は細く、不安は増強した。折も折、父はまたしてもエッテンにある教区に転勤した。かろうじて家族の再会は果たせたのであるが。

ヴィンセントが、無断で職を離れたことが判明し、ゴッホ兄弟に再び密接な関係の修復が必要になった。テオは、パリで、ヴィンセントの代役を勤め、見事な成績を収めていく。その最中、テオは重い熱病にかかる。１８７６年であった。手厚い周囲や家族の看病のおかげでようやく回復したテオには、引き続き重いメランコリーが遷延した。この病はゴッホ家に代々伝わる病であると書かれている。母方にはてんかん気質、父方には重度のうつ病がある。ヴィンセントは、テオから離れ牧師になろうとしていた。回復の遅いテオはそれでも画廊の代表としての道にあった。重苦しいハーグを離れて行く。１８７７年であった。

テオ、世界の中心に

１８７８年五月、テオはパリ万博の渦の中にあった。21歳になっていた。グーピル商会は、テオにパリにおける役割を与え、テオにとって今までにない幸運と期待、そして責任のなかで興奮の極地に至っていた。そのなかで、従来の保守主義的なアカデミズムは、テオが若き血を揺さぶられていた新しい印象派を、ことごとく排除した画商の世界であった。テオの懊悩が始まり、自身のアイデンティティーの危機に直面する。終日、グーピルの展示場に縛られる単調な日々は、テオのように新規を求め、自由な境地を渇望する者にとっては、なんともやりきれない毎日であった。

一方、両親の住む一家には、妹アンナの結婚式が差し迫り、狂騒とも言える渦中にあった。当時、ヴィンセントは、職を再度離れ、牧師になる為の受験勉強という身分で、伝道師養成学校に世話になっている。こうした背景は、テオに対して、一家が経済的な援助をテオに期待する方向に加速して行く。皮肉なことに、この頃、ヴィンセントは、写実的な素描をテオに送るようになっている。度重なる解雇、テオに対する兄としての権威と意見の主張は、実際的な生活能力との相反する事態のはじまりでもあった。ヴィンセントは貧困の極にあり、テオは昇給を続けていく。当時のテオの給与は、小学校などの教師のそれと較べ、数倍という高さであった。途中挫折したこともあったが、パリに再度復帰した頃には、年収は４０００フランで、月収３００フランになる。このうち、半分以上を、ヴィンセントや両親の家族に仕送っていた。特に、兄ヴィンセントには、画材やモデル料、食費に月１００フランを当て、実にヴィンセントの生涯にわたる契約として定めていたのである。

当時のパリは、世紀末のデカダンスの中、キャバレーは夜間に華美な装いで、画家、画商を誘っていた。テオは常連の客として席を持ち、挑発的で淫靡な世界に心底くつろぎを覚え幸福感に浸っていた。仕事や会社では得られない自由な世界に耽溺していく。そうしたある夜、女に心をかき乱される。マリーという女性であった。これを兄に打ち明けようとする。強い躊躇がテオをとどめるが、兄ヴィンセントもシーンという売春婦と同棲していることがわかり、自分のことを打ち明けやすくなった。禁じられた二つの愛が進行した。兄弟の結びつきは奇妙な背景をもって強化して行く。1882年である。マリーとの結婚の決意を両親に告げ、ヴィンセントの応援を得たのであったが、ゴッホ家の受け入れは当然かなえられず、マリーという極貧の女性との関係は、それでも4年くらいは続いたらしく、ヴィンセントの手紙にその動向が残されている。

ヴィンセントは、この頃、はっきりと画家になることを決心する。当然テオの役割は重くなる。家族全体を取り仕切るのはテオであった。オランダで孤立するヴィンセントは、家族の転々とした場所に従い、ヌエネンにいた。炭鉱にあった頃から、労働者の写実に向かい、かのミレーがもっとも敬愛する画家となっていた。そして、あの「馬鈴薯を食う人々」がオランダ時代の代表作となった。

重苦しい共同生活、依存と反発

1882年から、父ドルスは、教会の仕事で転々と異動し、ヌエネンに居たが、食い詰めたヴィンセントも１８８４年に家族と同居していた。ヴィンセントは、父との争い以上に、弟テオにも非難と要求を怒号していた。テオにとっては、忍耐と犠牲も限界にあった。ヴィンセントは別れたシーンの問題をテオの責任にまでしていた。

このような中で、ヴィンセントは、いよいよ絵筆を持つようになった。テオには、この絵の作成に対して、当然の援助を理不尽に繰り返し、金銭を要求していった。兄弟の間は、まるで痴話喧嘩の様相を呈していた。絵の売却がどうして出来ないのかとなじる。テオは、それでも、この頃のヴィンセントの油絵も水彩画にも、次第に、成熟した画風を認めてきていた。今にも売れそうであったが、それほど甘い世界でないことはテオが一番よく知っていた。ヴィンセントは一種の協定を提案し、一切の絵をテオの所有とするが、２００フランの代価を求めてきた。テオはまだ兄の絵に値打ちのつくような評価をしていなかったが、これまでどおりのこととして耐えた。絵一切を１５０フランで引きとった時期もある。

１８８５年、父テオドルスは、卒中で倒れ死亡する。ヴィンセント、32歳、父ドルスは63歳であった。ヌエネンの墓地に埋葬された。この不幸は、ヴィンセントとテオを仲直りさせた。テオは兄に再会し、二人は芸術論を再開した。二人の遺恨は解消した。特に、〝馬鈴薯を食う人々〟の力強い写実にテオは、はじめて兄の実力を認め、画壇にこれを紹介して行くことになった。

ところが、なんの前触れもなく、突然、ヴィンセントは弟のいるパリにやってくる。重苦しい共同生活の始まりとなった。ヴィンセントは、新しいものだらけの華美な繁栄のパリに感激した。

当時の画壇の巨匠にも近づくことが出来るようになった。あの〝タンギー爺さん〟もヴィンセントに親しく接してくれたし、ゴーギャンとも付き合えるようになっていく。その陰で、テオの憂鬱は増大する。何しろ狭いところに相反する性格の兄弟が同居し、同化と反発を繰り返した。

テオは神経系統の病にかかっていた

１８８６年、テオは重い病気にかかった。神経系の病気であったと書かれている。運動が自由にならない、硬直した感じである。元来テオは病弱であったという。一方、ヴィンセントは頑健な体格と健康を維持していた。ただ、性病にも耐えたという記述がある。

ともあれ、二人は共に前向きに結束して仕事に向かった。ヴィンセントには、絵に明るさが出てきた。太陽の光を求めているかに見えた。二人の共同生活の限界ということも含まれていたであろう、ヴィンセントは、南仏のアルルに向かう。

この頃既に、テオは兄の才能について、もはや疑うことのないものを認めていた。芸術家ヴィンセントは、弟もまた芸術家であると信じた。テオは兄と離れ耐え難い孤独感を味わった。一方、兄の絵は、アルルで明るいタッチとなっていた。テオは前衛派を応援することによって画商の地位を進めるが、実は後の印象派の巨匠との知己はパリに一時やってきた兄ヴィンセントの紹介によるものであった。兄ヴィンセントが画家としてすでにその辺りまで前進していたということである。テオが運よくグーピル商会を運営するまでになっていたが、周囲から、テオは、青白いブロンドのメランコリックな風情を漂わす、どちらかといえば精気のない話しぶりをする人物のように評されていた。画商というよりも、りっぱな批評家と見られていたようである。つまり絵の商人というよりも、思索に耽る人とみられていた。当時テオは、モネを購入できるほどになり、十四枚を二万フランで買っている。そして、ドガの「花瓶のそばで肘つく女」を四千フランで売っている。当時、テオの収入は七千フランになっていた。さらにゴーギャンの絵も六枚売っている。

さて、兄の絵の評価を十分にしながら、兄の絵を売るということについてはどうであったのか。1888年には、オランダへの印象派の絵の中に兄の絵をすべり込ませた。ドイツの画商などの兄ヴィンセントの絵の評価は、狂った画家のものであるといったしっぺ返しにあっている。しかし、二人の絆は深まり、自分の絵はふたりの共同作品であり、ぼくらの絵、ぼくらの作品と何度も手紙に書いている。ヴィンセントは、夜を徹して絵を描き続け、有名な星月夜、郵便配達夫のジョセフ、種まく人を描いていた時期である。偶然か、伯父のセントが死亡し、遺産を受けたテオは、その金を流用し、当時貧困であったゴーギャンを兄に引き合わせる。やっとのことでアルルに来たゴーギャンとヴィンセントはすぐさま諍いを起こしてしまう。テオはふたりの反目に悩んだが、自身の健康についても神経症をやんでいたと書かれている。積年の疲労が彼に忍び寄ってきていた。

追い討ちをかけるように、雇い主はテオの商法に疑いを抱き、テオはさらにメランコリーに落ちいっていく。その陰に、ある女性がすでに存在し、静かな家庭生活を夢見るテオがあった。

テオ、ヨハンナ・ボンゲルと結婚を決意

テオは30歳にして、まるで思春期の少年のような初心な心で、ヨー（ヨハンナ）に近づいていく。その愛の告白は、ヴィンセントにではなく、母へ、そして、妹リースに伝えられ、ヨハンナもいちはやくこれを受け入れる。その時、ヴィンセントはこれを知らなかったように記述されている。当時、テオはゴーギャンをアルルに向かわせ、なにか、ヴィンセントとの間に壁を作っていたように思える。テオは兄との決別を言い出しがたい心境にあった事は十分に推察できる。

衝撃的な一通の電報

１８８９年、12月23日夜、ヴィンセントは、激しい昂奮の発作と恐ろしい高熱の中で、自分の耳を切り落とした。ちょうどテオは婚約者ヨーと、兄ヴィンセントのところに向かおうとしている矢先のことであった。テオの幸福は、この痛ましい事件の引き金であったのか。ヴィンセントは、非常な熱意と情愛を持ってゴーギャンにしがみつくように見える。ゴーギャンには、知る由もなく、また、友愛をヴィンセントと共有できるような人格を有してはいなかった。ゴーギャン

はすでにヴィンセントの異常に気づいていたように記録されているが、ヴィンセントが不意に襲い掛かった事実を述べている。アルルに向かったテオは、意識のない兄がもう死んでいくのではないかと思った。彼は狂人なのか、医師ははっきりしたことを言わない。兄は神学的哲学的なうわごとを繰り返す。むなしくテオは婚約者ヨーの元に引き返す。ヨーの父ボンゲルから、折も折、娘との結婚を承諾する報を手にする。テオが僕たちの結婚を祝福してくれるのかと尋ねると、兄は、結婚が人生のすべてではないと答えるのである。いままでの兄弟は、一方が与え、一方が応える、この交互の繰り返しが二人の人生ではなかったのか。ヴィンセントは、今、弟テオが自分から遠去かっていくのを無意識の奥深く刻んでいく。フランスの精神分析医C・モーロンは、二人の兄弟の固く結ばれた絆は、相互の愛情以上に死活的で機能的な意味をもつと言った。愛が第三者に移行してしまうことで、弟から切り離されれば、ヴィンセントは生きていくことは出来ない。免れ難い崩壊への過程の始まりだと述べている。

奇跡的と表現されているが、ヴィンセントは再び蘇った。テオは、兄の心の深淵を自覚していたかどうか、ヨーとの愛を兄に伝えるためにアルルに向かう。結婚の告知、結婚指輪、至福の通知に対して、兄ヴィンセントは、そっけない返事を返している。

兄の心の屈折に十分気付かぬテオは、夫婦気取りの惚気話を事こまやかに語るのである。

度々の錯乱発作

黄色い家に戻ると、兄ヴィンセントは、再び幻聴に悩むと書かれている。毒を盛られるのではないかと被害念慮は膨らんで行く。執拗に強迫観念となってヴィンセントを襲う。テレビン油を飲んだり、周囲の人たちに不安と恐怖を与える。かくして、村人たちは、ヴィンセントをアルルの病院に送り込む。

１８９９年4月18日、テオとヨハンナ・ボンゲルの結婚式は、アムステルダムで挙行された。事情は不明だったが、教会における式ではなく、市役所で行なわれた。兄に対する配慮によるのか。テオ夫婦は、パリのアパルトマンに居を持った。

一方、兄ヴィンセントは、4月19日、度々の発作を引き起こし、気を失い、健忘を残し、サン・レミの市立病院に送られていた。

テオは、妻ヨーを、兄に合わせようとしなかった。兄は狂っている、ヨーがこれを嫌うかもしれない、テオのジレンマであった。テオは仕方なくヨーを病院に連れて行く。この頃から、ヨーは、ヴィンセント・ヴァン・ゴッホの絵画の才を明確に認識したようである。

5月17日の手記には、兄ヴィンセントは、日に焼けて元気であり、逆に弟テオは病苦と疲労に背の曲がったみじめな姿とある。〝ヴィンセントは完全に健康で、テオよりも丈夫である〟と書き残している。１８８８年に、医師グリュイビーは、すでに、テオに女性を禁じていたという。具体的に不明ではあるが、すでに梅毒性疾患の診断が行われていたのかもしれない。１８９０年１月31日、ヨーとテオの間に子供が誕生する。その子の名前を〝ヴィンセント〟としたいと言う夫婦の希望を聞き、兄ヴィンセントは茫然自失する。心中完全にテオとの決別の念がよぎる。当時有名となった「20人展」において、テオの仕事との分離を希望し、ひややかな態度をとっている。一方、精神錯乱の状態は何度も見られ、数日間自分を失っていたと言われている。

二人一組の崩壊

１８９０年5月、ヴィンセントは回復してきた。変わり者の医師ガッシエと気のあった日々を過ごした。朝早く起きだし、日中絵を描き、きちんと食事を取った。その様子はテオに告げられ、テオは安堵し、兄の下に一家が訪れる。甥を抱き、庭の放し飼いの動物とふざけて嬉しそうであった。ヴァン・ゴッホ家に光明が降り注ぐかに見えた。折りしも、小ヴィンセントが発病する。後に回復するのであるが、テオにはなにかこの変化に耐えるだけの力が既に無かったか、商売上の問題を抱え、兄ヴィンセントにそっくりの攻撃性や興奮を見せたりし始めていた。兄はテオが画商のことについて不安を曝け出し、画廊から身を引くのではないかと訝った。精神分析医クラウス教授は言う。ヴィンセントは、自分の精神科医であったテオが、逆に自分と入れ替わって患者になることに気付いていたのであろうかと自問する。そして、二人の緊密な関係は、物理的・精神的両面において、これまでにない危機的状況に落ちいっていたと言う。テオ・ヴィンセントの二人一組の土台はぐらつき崩壊しようとしていた。

テオは、家族に恵まれ、周囲の期待と裏腹に、画商の道は険しく、一方で身体の衰弱は進行していたから、客観的な画商としての実力には影が差し始めていた。ヴィンセントはテオの家庭の幸福に蒸せ、そして肝心のテオからの援助の先行きに強い不安を覚えたようである。

ヴィンセント死亡

1890年、7月28日、月曜日、テオの元に兄ヴィンセントが腹部に弾丸を打ち込んだという報が飛び込んできた。急いで駆けつけたテオの前に、半意識下に横たわるヴィンセントがいた。7月29日の深夜、午前1時半、兄ヴィンセントは弟テオの腕の中で息を引き取った。

ヴィンセントが死を選んだことについて、G・クラウス教授は、三つの要因を挙げている。決定的となった金不足、テオがヨーのもとに一体となり、兄の元を去ったこと、そしてテオに重症の病を感じ取っていたことであると。

弟テオは、自分が永久に兄との親愛を維持したいと繰り返してきた裏には、すでにヨー、そして息子の小ヴィンセントと一体化し、実質的にはそれを兄は張り裂ける苦渋の思いで見つめていたし、テオの画商としての限界と体力の衰えをはっきり認識せざるを得なかった。テオは、神経を病んでおり、兄の心中を十分に感得していなかった節がある。ヨー自身は、兄の死を知らされて、兄をこのような死に追いやった責任を感じていた。罪悪感を披瀝している。そして、もう一度兄に会い、最後の日々、自分たちが忍耐心に欠けていたことをどれだけ後悔しているかを伝えたいと言った。

テオは悲嘆に暮れる暇は無く、兄の絵のすべてに相続権を自分が持つことを家族に話した。すべてが順調に進んだのも、家族はなおヴィンセントの絵の価値に気付いていなかったからであろう。次第に、ガッシエ医師の周りで、ヴィンセントの絵画は恐るべき方向を見せるようになっていく。テオは衰弱していく体力とのいわばカウントダウンに突入していたことになる。

テオ、ついに倒れる

１８９０年10月、テオはしばらく小康を得た後、再度眩暈が訪れ、文字を読めないような状態に到った。先生のくれた薬は、逆に幻覚や悪夢をもたらしますと母親に述べている。しかし、病状は容赦なく進行する。画壇との交渉の最中、興奮は募り、自分の妻ヨー、そして愛息を殺そうとさえした。兄と同じく錯乱状態が襲ったということになる。

10月12日、ブランシュ医師の診療所で、ムーリエという精神分析医に治療を受けることになる。画商としての能力評価に対極的な相反する批判の渦の中に投げ込まれたテオには、もはや名誉挽回のチャンスはなく、すべては兄ヴィンセントの絵の評価の成り行き次第に到っていた。テオはオランダの病院に移される。ユトレヒトの精神病院に入院。症状は多彩であった。時空間の認知が出来ない、さまざまな不可解な言辞を発する、破衣行為もみられ、転倒する。歩行困難、失禁も見られた。ついに、妻ヨーの識別が出来なくなった。

１８９１年１月25日、兄の死に遅れること半年、テオ・ヴァン・ゴッホは息を引き取った。33歳で、絶望に打ちひしがれた若妻と1歳に満たない息子を残した。

後年の医学は、テオの死について色々の解釈を行った。テオは、何年もの間、梅毒感染の末期段階にあったことが真相であろう。ユトレヒト精神病院の最初の検査報告では誇大妄想及び全身麻痺（麻痺性痴呆）とされている。症状は、歩行困難と言語障害、瞳孔の不均等、変化の激しい興奮と破壊、失禁、時空間の失認である。

ゴッホ一家の終焉

種々の曲折の後、二人の男は、二人の兄弟は、オーヴェールの小さな墓地に眠っている。テオの妻ヨーは二度の再婚の後、63歳でこの世を去った、ヨー・ボンゲルの編集で、ゴッホ兄弟の手紙は編集され出版されている。ヨーはテオのみを愛したが、一方、ヴィンセントとテオの二人の関係をホモセクシャルと捉えている作家もいる。ゴッホ家には、ギリシャ神話さながらの悲劇が相次いで襲ったのである。二人の母モーは二人の息子を失った。三番目の息子コルは、南アフリカで自殺した。テオとヴィンセントのお気に入りであった妹ウイルは、後年、精神病院で死亡している。

オーヴェールの麦畑の小さな墓地に二つの良く似た墓碑があり、キヅタの葉が覆っている。キヅタの花言葉は、〝繋がれていなくては死ぬ〟であるとこの書は語っている。

考察

先ず最初に、〝二人組精神病〟という用語について述べておきたい。〈二人組精神病〉は、folie a deuxとして、19世紀末から記載されてきた（Ch. Lasegue & Falret, 1877)。感応精神病induzierte Irreseinとも言われている。

精神病を持つ人と同居する、あるいはその親族が、その病める人の妄想に巻き込まれ同様の精神異常を呈するようになることは、文献的な報告以上に、身近な臨床としてよく知られていることかもしれない。二人組、あるいは、感応される双方の血族的な関係は種々様々で、表現型も精神症候学的には多彩である。妄想観念、錯乱状態、憑依状態、解離性障害などが挙げられる。一般に、発端者と感応される者は、日常の緊密な関係、共同的な生活、興味関心の深い共通性によって結びついている。優位―依存の、いわば主従関係のごとき結びつきをもっている。外部に対しては、閉鎖的、防衛的であり、病的な状態に追い込まれていくことになる場合をいう。この診断基準から、ゴッホ兄弟の軌跡をたどれば、いわゆる〝二人組精神病〟にそぐわないのではないかと自問せざるをえない。二人は終始同居していたわけでもなく、どちらかが発病し、一方がこれに感応して変調にいたるという経過はとったわけでもない。あえてここに二人組を持ち出したのは、兄は弟に対して長兄であるという家族の絆をふりかざし、その裏で、弟に対してつよい依存を重ねていった経緯から、最終的には、弟の結婚と画商としての挫折から、もはやこれ以上援助を受けられないのではないかという絶望感が兄ヴィンセントを死に追いやったと思われる。弟テオは、進行麻痺という不治の脳病を病み、兄の死とほとんど重なるような病歴をもって、兄の跡を追った。二人組として今回記述したのはこのような二人の劇的な重なりを表現したかったためであり、「二人組精神障害」とした理由である。

ゴッホ研究者の代表的な美術評論家である高階秀爾氏は、自分は精神医学の専門家でもないからよくわからないがと、前置きをして、ゴッホの病気とテオの家庭の変化とはどうしても無関係ではないと言う。もともと、愛する人と結婚して幸福な家庭を持ち、子供をつくることは、ヴィンセントの何よりの願いであった。弟の婚約、結婚、ヨーの妊娠、子供の誕生と、事態が進展するたびに、ゴッホは優しい祝福の言葉を裏切るかのように、彼を激しい発作に巻き込んだと書いている。

1888年クリスマスの直前、テオはヨハンナ・ボンゲルと正式に婚約した。あの「耳きり事件」の頃である。これをヴィンセントが知っていたかどうかについては異論もあるが、すでにテオとヨーが強く結ばれ結婚に近づいていることはヴィンセントには判っていたはずである。その後、テオが夫となり、父となって行く状況と、ヴィンセントの発作は一致している。テオとヨーとの結婚は1889年4月であったが、婚約から結婚までの間の2月から3月にかけて、アルルでのヴィンセントの発作は最も激しいものであった。そして、ヨーの妊娠の知らせ、出産後の発作も最も大きいものであった。

今回、L'Autre Van Gogh Une biographie de Theo van Gogh（テオ　もうひとりのゴッホ：伊勢英子&伊勢京子訳）のすばらしい著書からゴッホ兄弟の足跡をたどり、精神医学的な考察を行った。

参考文献

（1）加賀乙彦　ゴッホにおける輝かしい狂気、グランド世界美術　21：セザンヌ／ゴッホ／ゴーガン、講談社、p105―112、1974
（2）カール・ヤスパース（村上仁訳）ストリンドベルクとファン・ゴッホ：みすず書房、1980、p167―178
（3）高階秀爾　ゴッホの眼　青土社、2005、東京
（4）ジャン・クレ　マルタン（杉村昌昭・村沢真保呂訳）物のまなざし―ファン・ゴッホ論、大村書店、2001、東京

（初出）
「日本医事新報別刷」第四五二九号（平成二十三年二月十二日）
「日本医事新報別刷」第四五三三号（平成二十三年三月十二日）

ドストエフスキーのてんかん発作と病的賭博

―妻アンナ指揮のポリフォニー―

注）てんかん・癲癇の書き方については、統一し難く原著に記載されたとおりにした。現代を論じた部分では〝てんかん〟のかな書きにした。

はじめに

世紀の文豪フョオドル・ミハイロヴィッチ・ドストエフスキーは、自分自身重いてんかん発作を背負い、そして、有名な作品中の人物にてんかん病を創出し、生涯にわたって病と闘ったことは、内外に良く知られている。一方、これに並走するように、病的賭博と診断せざるを得ない習慣・衝動の障害を併合していたことも創作・実人生の記録に残されている。この並走した二つの障害には、なにか共通の心的機序が存在するのであろうか。それとも、対置するポリフォニー的な機序を想定せざるをえないのか、精神病理学的な検討がなされてしかるべきであるように思われる。

1　てんかん発作の様態

ドストエフスキーが若くしててんかんを発症していたことは確かな事実である。発症の正確な期日については今なお不明である。筆者の検索では、おそらく十代半ばではないかと思われる。幼友達ソフィヤ・コヴァレフスカヤの記述によると、シベリア流刑中に始まったとも書かれているので29歳の頃からかもしれない。(1) 新評伝ドストエフスキー(2)によると、１８５７年、36歳時、最初の妻マリア・ドミートリエブナと結婚し、数日後、旅の途中、発作を起こした。妻マリアは彼が病気もちであることは知っていたが、意識を失って痙攣を起こすのをみるのは初めてであったので、恐ろしくなったと書かれている。このエピソードに先立つ、１８４７年7月7日、気絶や痙攣を伴う発作が街頭で起こり、医師のステパン・ヤノフスキーが疑う余地はないと癲癇の診断を下していた。これが26歳の頃であった。

ドストエフスキーの発作の様態については、ハインテルの「てんかんの歴史」(3)に、二度目の妻アンナの回想録としてその実態が書かれている。

１８６7年、大四旬節の最後の日、新婚の二人が夕食を取った後、彼はいつになくはしゃぎ、語りあっていた時、ミハイロヴィッチ・ドストエフスキーは不意に絶句し、蒼白となり、長椅子から身を起こしかけたとおもうと、ゆっくりと私の方に倒れかかってきた。突然、恐ろしい、人とも思われない、まるで咆哮のような、人離れのしたこの叫び声を、私はその後しばしば聞くことになったのである。この叫びはいつも私を驚かせ戦慄させるのであった。…発作の期間中、彼の頭を膝で支えていた。…ゆっくりとけいれんが治まってゆき、フョードルは我に返った。はじめ彼は、自分がどこにいるのかわからず、はっきり物を言うこともできずにいた。…およそ30分もたってから、やっと椅子に座ることが出来た。…けれど、発作が再度起こり始めた。今度のものはとても激しく、意識が戻って2時間、痛みのためかうめき声をあげていた。その後、発作は二度起こったが、比較的、間遠になってきた。…

てんかんという疾患には、発作型と同時に生涯にわたる生起の頻度などに特徴がある。文豪の発作生起の回数やその時期について知ることは、発作型の同定を行うに必要な事項であろう。そこで、先に紹介したタナズの書[2]から文豪の発作生起のクロノロジーを整理してみた。

１８４７年７月

某サロンで著名な外交官が自分の娘を文豪に紹介した時、彼は気を失った。(また…)、葬列を見ていて往来で気を失ったこともあった。これらは明らかに癲癇の発作であった。

１８５０年のカルテ

かなり強い癲癇の発作を伴う失神、悲鳴、手足の痙攣、口からの泡、速脈などの記載がある。発作の後は何時間かの衰弱状態が続いた。

1857年1月

（…マリアとの婚姻の後、…）若夫婦がセミバラチンスクに行く途中、発作を起こした。

1857年5月

第7シベリア戦隊に配属中、…彼は何度か立て続けに発作を起こした。

1858年

（退官の承認を得るための嘆願書が出されたころ）、彼は四度もひどい発作を起こし、8月いっぱいは執筆すら中断せねばならなかった。

1861年

（編集長、ジャーナリストと多忙ななか）、3月初めに起こった癲癇の発作、…4月1日の発作はより深刻で、彼は完全な虚脱状態で数日間床に就くことになり、意識を取り戻すまで時間がかかった。

1863年

…数日の間隔を置いて二度も癲癇の発作が起き、疲労困憊の体だったが、…。

1864年秋

…何度か発作を起こした。医師から「中等度」と診断された…

1865年10月

…ペテルブルグ行きの船に乗った。同地に着いてすぐ、彼は非常に重い癲癇の発作に襲われ、数日後に二度目が起きた。
１８６７年（詳述した）。
１８６７年
ジュネーブで体調を崩した。発作がぶり返し、ペテルブルグを発つ前と同じように週に一回起きた。
１８７１年
3月31日から4月１日にかけての夜、…激しい発作に襲われ、数日間疲労困憊の体で鬱々としていた。…
１８７２年
10月10日から11日にかけての夜中、重篤な癲癇発作に襲われ、…数日間床に就いた。
１８７３年
4月、５ヶ月なかった発作が再発した…
１８７４年
…重い発作が起きた…その後にも重い発作が起きたせいで…
１８７５年4月8日
アンナの留守中、激しい発作に見舞われた。起こったのは夜中の零時半、…痙攣により、…部屋の真ん中に投げ出される様に倒れ、約40分間、気を失っていた。…尋常ではない死の恐怖を感じ…

1877年

…冬から頻発していた癲癇の発作がまた起こって…数日間動けなくなってしまった。

1877年

ここ一年、癲癇の発作は頻繁になり、呼吸困難や消化不良もひどくなった。

1878年7月18日

重い発作が起こり、…一週間にわたって作業を中断せざるを得なかった。

1879年9月

この間にまた発作が起こったにもかかわらず…

1880年8月

…また頻繁に癲癇の発作を起こすようになった。

1880年9月2日、7日

…また重い発作が起こり、執筆は数日中断された。

1881年1月28日午後9時前

痙攣が起こって体が浮き上がり、ドストエフスキーは妻とこどもたちが寝台の傍に跪いて祈っている姿を見た。その直後に意識を失った。…死亡時刻…午後8時38分だった。

ドストエフスキーの個々の発作の様態は上記の資料により、ほぼ大発作痙攣のそれであろうと結論できる。しかし、複雑部分発作に続く二次性全般化の痙攣ではないかという異論もある。脳波検査のなかった時代であり、側頭部焦点性発作波は今となっては見出せない。この論議のもとになっているのは、文豪が発作に関する脳髄の反応を文学的に子細に創出しており、発作の起始症状アウラを焦点性発作と思考されたものと思われる。彼が発作の瞬間に感得した得も知れぬ喜悦など、感情発作そのものとすれば、初期症状として部分発作が生じ、引き続いて二次性全般化の痙攣に移行していく型という推論も可能であろう。しかし、初期叫声が、作品に登場するてんかん病者に、そして本人自体の発作にも度々書かれているので、特発性大発作型であることが推察される。

2　病的賭博 pathological gambling への衝動

習慣・衝動の障害とされる病的賭博は、文豪ドストエフスキー自身、そして、小説「賭博者」(4)に明確に示されている。病的賭博は、それに強くとらわれ、賭博を抑えられない、やめられない、それをしないと、焦燥・不穏となり、無気力・罪悪感・抑うつ状態に至ることが特徴とされている。賭博で金銭を失うと、取り返しを試みる。資金獲得に走り、偽造・詐欺・窃盗・横領などにいたることもある。作家自身は病的賭博に陥ってはいたが、妻アンナ自身の資産の援用によって、度重なる借財への補填を繰り返したが、かろうじて社会的な罰は重くはなかったと言えようか。

文豪ドストエフスキーのてんかん発作と、常軌を逸して行われた病的賭博は、ほぼ平行した頻度で行われた形跡がある。「ドストエフスキーの詩学」(5)を書いたミハイル・バフチンの有名なポリフォニーは多重奏のことである。てんかん病と病的賭博は文豪の精神構造のいわば、ポリフォニーと言ってよいのかどうかはわからないが、衝動に走る背景に、発作による脳のいわば疲弊的な抑うつを逃れようとして駆り立てられたという解釈が得られるかもしれない。また、発作のために度々中断せざるを得なかった文筆活動と収入減少、重なる借財は、賭博によって容易に得られる金銭の取得とからみ天秤上揺れ動いていた。

先に紹介したタナズの評伝(2)を追ってみよう。1860年代の初め、「死の家の記録」を朗読した時に知り合ったといわれるアポリナーリア・プロコーフィエヴナ・スースロアと結ばれるが、当時、妻マリアは結核が進行し再起不能の状態であった。文豪は性急にアポリナーリアに愛を求め、海外に逃避する。二人の恋は、アポリナーリアの豹変によって瓦解する。その旅行中、バーデン・バーデン、ジュネーブ、ローマ、ナポリと旅行し、彼は各地で狂ったようにルーレットの勝負に耽溺した。その時に生まれたのが「賭博者」(4)の構想であった。それ以前に、デルシャウという人の書いた「賭博者の日記より」を読んだ時、「ルーレテンブルグ」という題名がすでに脳裡にあっ

たようである。その中で外国にいるロシア人の一タイプを創出し、手厳しい批判を展開する物語

となる。眼目は、人物の生活力、力、狂暴さなどが、ことごとく、ルーレットに注がれていると

いう内容である。その人物は賭博者であるが、単なる賭博者ではないと書かれる。確かに高潔で

はあるが、詩精神の卑しさを同時に有し、各地の賭博場でルーレットをやっているという人物で

あった。

１８６６年1月、文豪45歳、「ロシア報知」に「罪と罰」の第一篇が掲載された。4月には監獄入りを債務者たちから脅かされている。6月から11月にわたって、「罪と罰」の続きと、「賭博者」(Refences4)を書くように急き立てられていた。その時分、アンナ・グリーゴリーエヴナ・スニートキナが紹介され、彼女の速記が開始された。納期の月末までに完成するように迫られた。これが、終生の伴侶となった二度目の妻アンナである。11月には、そのアンナに求婚している。「賭博者」は、こうして約1カ月で書き上げられた。翌年2月、アンナと正式に再婚する。4月には外国に赴き、以後、4年間過ごしている。かさむ借財をなんとか逃れた文豪は、しかし、ジュネーブ滞在中、途中バーデン・バーデンのルーレットで再度有り金をすってしまう。さらに、サクソン・レ・バンに滞在中にもルーレットで賭博。以後、１８７１年、50歳、「ロシア報知」にいよいよ「悪霊」の連載が始まる頃、再度、ルーレットに興じる文豪の賭博がみられ、またまたヴィースバーデンで有り金すべてをすってしまう。しかし、これ以降、賭博とはいっさい縁をきったという幕引きとなっている。

さかのぼり、アンナを紹介されたころのドストエフスキーの住まいは、「罪と罰」の主人公ラスコリニコフの下宿を連想させたと、彼女は述懐する。彼の顔で驚いたのはそのなにか謎めいた目つきで、最近の癲癇発作の際、右目を負傷してアトロピンを使用していた。文豪はイライラを見せ、考えもまとまらず、煙草を立て続けに吸い、室内を動き回った。速記を続け、あとで読み合わせの時、〃ルゥレッテンブルグから還ってきた〃という箇所で、自分はそんな名前を言ったことは無いと言い張る。事件の起こった賭博場のある街にルーレッテンブルグと書いているとアンナにただされ、きっとそれだ、僕がごっちゃにしたと認め、この架空のルーレットをもじった街が生まれた。二人が外国旅行を思いついたのも、借金取りの侵入から逃れるためであった。「ロシア通報」からの前借金を、借金の払いと残った家族の生活費とにあて、アンナは自分の家財を売って旅費をつくった。こうしてペテルブルグを発っていったと言われている。日夜まとまったことはできず、賭博の誘惑は、外国においても同じであった。妻を説得、単身ハンブルグに赴き、不足な生活費を稼ぐのが目的と言い、賭博に走っている。

一方、妻アンナは、筆が進まなくなると、思い切って財布のひもを緩め、しばらくルーレットに行って骨休みをしてはどうかと提案したりもしている。創作を完成させるために取ったアンナの指揮棒であったと思われる。

3　発作と賭博の心性

ドストエフスキーの賭博への精神構造はいかなるものであったのか。「賭博者」(4)の主人公「わたし」に、文豪自身の心性を覗いてみよう。第一に、わたしにはすべてがきわめて不潔に思われた、なにか、精神的にいまわしい、貪欲で、不安そうな顔を賭博者に見ると書いている。そして、わたし自身も勝ちたいという欲求にとことん捉えられていたのだから、ホールに入るにあたって、それはいっそう好都合で親しみのあるものである。ざっくばらんに振る舞う、実に感じのよいものである。ただ、奇妙なことに、まだ勝ったわけでもないのに、わたしは富豪のように振る舞い、感じ、考えているし、それ以外の自分など想像することもできない。さらに「賭博者」(4)をみよう。

…忘れもしないが、二千フローリンを真ん中の十二に賭けて負けた。…続けて負けた。狂気がわたしを捉えた。…残った最後の二千フローリンを、最初の十二に賭けた…ディラーの叫びを聴いた。…全部でまた六千フローリンができた。わたしはもう勝利者で、なにひとつ恐れるものはなかった。さらに賭け、もう一万六千フローリン勝った。そのうちたて続けに一万フローリンを負け、機械的に続けた。三万フローリンに達し、胴元は店をたたむという。…カードに場面を移し、何も知らないわたしはとうとう十万フローリンに達する金銭を得た。はっきり覚えているが、あまりにも大きな感覚をくぐり抜けると、魂が充たされることなく、ただ苛立つばかりで決定的に疲れ果てるまで、さらにますます強烈な感覚を要求する。…ルーレット盤のたった一回転で、すべてが一変し、他ならぬ道徳家諸氏が、友情あふれる冗談をまじえてわたしを祝福しにやってくる。…賭博場に近づきながら、二部屋向こうでかきまぜられている金の音を耳にするや否や、わたしはほとんど痙攣を起こしそうになる。…私に向かって、〝あなたは、人生、自分の利害、社会的利害、市民としての義務や、友人たちを放棄したばかりではなく、勝負の賭け以外のいかなる目的をも放棄しただけではなく、自分の思いでさえ放棄してしまった。今のあなたのもっとも切実な欲求は、偶数、奇数、赤、黒、真ん中の十二などより先に進まないんです〟と言われ、いや、わたしは僕の状況を根源的に立て直し、その時こそ、僕が死者からよみがえるのを、あなたは目にするでしょう。〝いや、あなたはあと十年たっても、まだここにいるでしょう〟と。…いや、明日になれば、生まれ変われる、蘇るのを見せたい。慎重に始めさえすれば、…最後の一グルデンを、それこそ本当に最後の一グルデンを賭ける…

「ドストエフスキーの詩学」(5)の著者ミハイル・バフチンは、それぞれに独立して融けあうことのないあまたの声と意識、それぞれがれっきとした価値をもつ声たちによる真のポリフォニーこそが、ドストエフスキーの小説の本質的な特徴なのであると言う。今回取り上げた主題は、作家自身の有したてんかん発作と、作家自身が賭博にかかわった事実をふまえて、この二つの障害は、同一人物にみられるポリフォニーと言ってよいのではなかろうかと思考する。多声音学、あるいは対位法的音楽がポリフォニーである。バフチンによれば、賭博者は生活から切断された生活、つまり、一般的な日常生活から切断された生活の中で、カーニバル化された変身であるという。さらに、賭博場は、運命の激しく動く急激な交替と一瞬の上昇と下降の雰囲気である。賭金は危機であり、賭博は地獄であると言う。小説「賭博者」(4)において、賭博者の心理はことごとく鮮やかに創作され迫真の描出となっている。瞬間の喜悦と恍惚は、勝者への変身であり、逆に敗者への没落は絶望である。この繰り返しは間歇的発作の如く、心底に隠微に忍び寄り、性懲りもなく繰り返される。

ドストエフスキーの作品にみるてんかんの発作様態について、筆者はこれまでに若干の考察(6)を試みてきた。その一部を記述しておきたい。

…突然の意識の解体、その瞬時の脳髄のもたらす感覚について、特に「白痴」の主人公ムイシュキン侯爵に再現している。…自分の癲癇に近い精神状態にはひとつの段階があり、発作の直前憂愁と暗黒と胸苦しさのなか、ふいに脳髄がぱっと燃え上がり、自分が生きているという感覚や自意識が稲妻のように、十倍にも増大する。調和に満ちた歓喜と希望のあふれる神聖な境地へ解放される。この尊い自覚と自意識の至高の実在の稲妻とひらめきは、一種の病気であり、正常な状態の破壊にすぎないのではないか。…もしこれが異常な精神の緊張であろうとも、その感覚の一瞬が至高の調和であり、美であることが判明し、いままでにない充実、リズム、融和、最高の生の高められた祈りの気持ちにも似た法悦を与えてくれるならば、こうした一瞬は、ああこの一瞬のためならば全生涯を投げ出してもよい、しかし、精神の麻痺、精神的暗黒、白痴感が、至高な一瞬の明確な結果として、彼の前にたちはだかるのであった。…

てんかん発作と病的賭博の病理には相通じるものはないのか。度重なる発作という一瞬の意識の変化と、ルーレットの静止する瞬間の異様な感覚には、なにか相通じる心性はないのか。繰り返された瞬時の意識消失、かたや喜悦と絶望の反転、生と死にも譬えられる極性と表現されてよいのでなかろうか。重い持病である発作からの回復は復活にも似た体験を、強迫的賭博依存は、損失から利得を往復する喜悦と絶望である。創作を巡って苦しむ文豪は、内在的な発作生起による社会機能の低下、借財への賭博依存、その中でついに「カラマーゾフの兄弟」の完成をみるという超人的な世界に登りつめる。これこそ、妻アンナのポリフォニーの終曲を目指す指揮棒であったのではあるまいか。

おわりに

おわりにあたって考察の要があると思われるのは、神経・精神医学的な立場からの、てんかん発作と病的賭博との関係の有無であろう。診断学上、てんかんは脳病であり、病的賭博はひとの習慣・衝動の障害である。文豪ドストエフスキーには、両者の症状が見られた。これらは医学的には合併症として併記されてよい。しかし、てんかんは今なお原因不明のまま遺伝性素因を云々され、病的賭博にも性癖として家族歴の聴取が求められる。ここに、なにか相互関連の神経精神病理の存在を思考してよいのではなかろうか。

参考文献

（１）Ｏ・テムキン（和田豊治訳）『てんかんの歴史2十九世紀とジャクソン』中央洋書出版部、東京、１９８９、Ｐ４１７―４１７

（２）Ｖ・タナズ（神田順子ほか訳）『ドストエフスキー』祥伝社、東京、２０１４

（３）Heintel H（福島　裕ほか訳）『原典で読むてんかんの歴史』創造出版、東京、１９９９、Ｐ96―98

（４）ドストエフスキー（原　卓也訳）『賭博者』新潮社、東京、１９６９

（５）Ｍ・バフチン（望月哲男ほか訳）『ドストエフスキーの詩学』筑摩書房、東京、１９９５

（６）細川　清「ドストエフスキー『白痴』―ムイシュキン侯爵、発作の様態―」日本病跡学雑誌84：72、２０１２

（初出）

てんかんの総合学術誌「Epilepsy」２０１５・５　Vol.9　No.1　別刷（メディカルレビュー社）

ゴッホの診断ミステリー

はじめに

ヴィンセント・ヴァン・ゴッホは、一体どういう病気を病んでいたのか。統合失調症（当時の精神分裂病、シゾフレニー）をはじめ、多くの学説が今も幽霊の如くさまよい続けている。ゴッホの癲癇病・シゾフレニー説がそれらの中央に位置している。そのまわりには、精神医学のさまざまな様態が記述され、多くの病名が書かれてきた。（以後、癲癇はてんかんと書く）。

一方、筆者にとって、この問題に先行した読書体験がある。まず、かの小林秀雄の「ゴッホの日記」(1)への絶賛であり、これを文学とみても最高の傑作であると言ったこと。もうひとつは、「街道を行く」(2)の司馬遼太郎が、ゴッホの郷里のヌエネンを訪ねる記行のなかで、「ゴッホには世にいう狂気などは無く、ただ自分をイエス・キリストになぞらえた点に問題はあるが」と言ったことも、著者に先入観を植え付けていたのかもしれない。

一方、病跡学的にみると、ヴィンセント・ヴァン・ゴッホの最後の一年半における前後八回の精神変調が、てんかん性の発作であるという見解は、現在においても、一部に、いや、かなりの浸透率をもって容認されている事実である。ここには、当時すでに登場していた非定型精神病やてんかん精神病が混在し、シゾフレニーを中心にして辺縁の精神病理に異論の多々があったのである。加えて、てんかんが発作のみではなく、持続性の病的表出をみせることも論議され混乱を生じてきた理由となっている。

代表的な論述比較による〝発作〟の様態

著著者は、ここ数年、ゴッホの「様態の現在」として、先ず、第58回日本病跡学会において、感応性精神変調に類する状態ではないかという立場で発表した。(3) さらに第60回日本病跡学会において考察を進め、ヴィンセントのてんかん説に関する否定的見解を提出した。(4)

以下、二つの代表的なゴッホの年譜からヴィンセントの病態について論考する。

ゴッホに関する、てんかん説と、なんらかの精神変調とする代表的な著述を示す。ここでは、ヴィンセントの年譜としてまとめられている二見、(5) 新関(6)による論述の抜粋から比較検討してみる。

「契約の兄弟」新関(6)	「ファン・ゴッホ評伝」二見(5)
1回目の発作 1888・12・23夜 最初のてんかん発作 警察に発見されアルル市立病院に入院 12・31日ほぼ正常に回復	12・23 急性の精神障害発作で耳たぶを切除 市立病院に収容
2回目 1889・2・4～2・18 2・16 病院に強制入院	毒薬をもられるという妄想 2・7～18 市民の声で収容、 その後一時帰宅、食事と夜間は病院
3回目 1889・2末～3・19	
4回目 1889・4・15～4・21	
5回目 1889・7・16～17 1ケ月続く せんもう状態	7～8月末 発作を起こし、不調、絵の具やテレビン油を呑み込もうとする
6回目 1889・12・24～約1週間 描画中発作	12・24 絵の具を呑み込もうとする（ペロン医師）
7回目 1890・1・22～1週間 発作が起きる	1・20、21 月末まで不調

8回目 1890・2・22〜3・17 大発作、のち小康状態	2・22 発作のため、同夜のことは不明 2・23 入院、4・末、不調 1890・7・27 拳銃を自分に向け撃つ

「ゴッホの手紙」[7]にみる精神変調についての告白

「1888年12月23日」テオあての手紙の訳者注釈

12月24日、ヴィンセントは市立病院に収容され、インターンのレー医師の診察をうける。テオは「兄は、しばらく正常な様子であったかと思うと、その直後に哲学的、神学的想念につきまとわれる状態に落ち込んでしまう。…彼の内部に悲しみが一挙に噴出し、泣き声をあげようとする…」「26日、…ひどい発作が起きて隔離室に移された。…食事もとらず、人と話すこともしない、…31日、…落ち着いて筋の通った話をする…本人は拘束され、自由を奪われていると憤慨…」「レー医師は一時的な異常興奮であったと書いている」「…2月7日午後、病院の隔離室に入れられる。毒薬を盛られるという妄想が三日続いた…警察に（報告され）処置を求められた。自分をとがめる声が聞こえてくる幻聴。」

「1889年1月22日ごろ」ゴーガンあての手紙　（友人たちが出発してしまったあと）、いささかやりきれない思いなきにしもあらず、です。…あなたの持ち物は発送するつもりですが、虚脱感に襲われるので、…発送の仕事に手をつけることすらできないのです。…脳もしくは神経の発熱、…錯乱のなかで、…僕の想念は海の上を航行していた。僕はオランダの幽霊船すら、またオルラ（幻覚を主題にしたモーパッサンの小説）すら夢に見た。

「1889年3月19日（2回目の変調後）」弟テオ宛　…僕の釈放について言っておきたい…僕が憤慨をこらえなければ、すぐに危険な狂人として判断されてしまう…感情を高ぶらせれば…僕の状態が悪化するだけだろう…今のところ全く平静であるものの、新たに精神的な動揺があればすぐまた過度の興奮状態に陥ってしまう…それに繰り返し発作を経験した後では、謙虚な気持ちが僕には合っている…君の結婚式が済んだあとで、僕らは万事すっきり片をつけることができる。…金がなければ引っ越すこともできない。…この三か月僕は働いていない…邪魔がなければ仕事をすることが出来たはずだ。…もし僕が本物の精神異常者になると仮定しても、…もっと違った風に遇し、僕に大気を返し、仕事を返してくれるべきだろう…

「1889年4月30日（3回目の変調後）」弟テオ宛　（洪水で絵画が被害を受ける）…それは不

可抗力を相手の戦いだった。というよりもむしろこいつは僕の性格の弱さだったのだ。…発作の時それほどの叫び声を出したのも、抵抗しようとしていたが、うまくいかなかったのもそのせいだろうと思う。…なにしろ、このアトリエを何のために役立てたかったと言えば、…画家連中のためだったのだから…

画材の費用は僕が負担して僕の作品はすべて病院に手渡すという条件でさえ、無料で僕を受け入れてくれる病院などたしかに聞いたためしがない。…僕に君の友情がなかったとしたら、人々は良心の苛責もなく僕を自殺に追いやるだろうし、…結局その道をたどることになるだろう。…自殺したあのマルセイユの画家はけっしてアプサンの結果自殺したわけではなく、…彼にはそれを買うすべがなかったという単純な理由からだ…すでに彼は病にかかっていて、飲むことで身をもたしていたのだ。…あちらでは僕が施設の外で絵を描くことは許さないし、100フラン以下では僕を収容しないとのこと。…もし、外人部隊に任期五年の志願をすれば、それでなんとか生きてゆける、その方が僕はいいと思う。というのも、…もう一方はずっと狂人の生活を送っている間、月に100フラン支給してくれるというのだから。

「1889年4月30日」ヴィル宛　…近く…ここから遠くないサン・レミの精神病院へ行く。全部で四回大きな発作に見舞われたが、なにを言っていたか、何を欲していたか、何をしていたのか皆目わからない。それ以前にほかの三度ほど納得のいく理由もなしに気を失ったことがあるが、その時にどういう感じだったのか少しも覚えがない。…僕はあのディケンズが自殺への対処として示した薬を毎日服用している。その中身はグラス一杯のブドウ酒、一切れのパン、チーズ、そしてパイプ煙草の一服だ。…鬱状態がそんなところまで嵩じている。…

「1889年5月22日」テオ宛　…僕の病状の話だが、…奇妙な音や人の声が聞こえたり、目の前がさまざまに変わって見えたりしたのだ。…僕みたいに耳を傷つけたそういう人の例もあるそうだ…もう二度と目が覚めなければ何より楽と思った…今では生きることの恐怖感はもう薄らいでいるし、メランコリもきつくない。意欲はまだ全然わかないし、欲望がほとんどない。…金の問題は…軍隊の前の敵のようなものでつねにそこに残っていて、無視することも忘れることもできない。…僕が使った金は君からの借用、でなければ少なくとも家族からの借用と考えるからだ…

「1889年9月19日」テオ宛　…僕は自分が近代的思想の持ち主として、…こんなにも芸術作品に感嘆を覚える身でありながら、迷信家が起こすような発作をおこし、こんがらがった、むごたらしい宗教的想念に見舞われる、われながら驚きなのだ。…こうした古い修道院の囲いのなかで、長引いた入院生活を続けていると、ただそれだけで発作を説明できるだろう…今度の冬に新たな発作が起きるかどうかを見るため、ある期間待つだけの落ち着きと自信は十分ある…。

「１８９０年２月10日」オーリエ宛　…自然を前にしたとき僕をとらえる感動は内部で高まって、ついに失神を起こします。そうなると結局半月ほどは仕事ができないことになります。…

「１８９０年５月４日」テオ宛　…僕に付き添いが必要だという君の申し出は断りたい。列車にいったん乗り込めば、もう僕は危険な人間というわけではない…この間のような発作はこれまでいつも平静な時間が三、四ヵ月続いたあとに起きている…（転地したい…）

「１８９０年７月10日」テオと妹宛　…僕自身の人生は根底からおびやかされ、僕の足どりはよろめいている。君たちの重荷になって…君たちにおびえられる存在ではないかという危惧を…感じていた。…

ゴッホに関する精神医学的研究小史

さまざまな著者によってこれまで多くの「診断」がなされてきた。エニック・N[8]によると、最初の出版は、１９１１年のオランダにおいてであり、ついで１９２０年、厳密な意味で精神医学的な最初の研究が出されたという。さらに、先のエニック、Nによると、１９２０年、１９２２

年、バーンバウムはてんかんとした。次いで有名になっているヤスパース・Kは「精神分裂症」と診断。以後、ほとんど同じような診断がなされてきた。同時に、てんかん説も少なくなく、1926年、ターラーは「てんかんの荒れた形態」であるとしている。当時、精神病の類別議論の影響か、クライストの唱えた「間歇的なもうろう状態」が登場している。1928年、ドワトーとルロアは「てんかん精神病」、1931年、ボルテンは「精神病質」、1931年フッターは「変質性精神病」、1932年バダーは「間歇的なもうろう状態」としている。1935年には、ランゲエイヒバウムは「病的不安」を挙げている。

以上を見てくると、ヴィンセントの病態は、てんかんの疾病過程における発作症状とみる立場と間歇的に生じた挿間性精神異常にまとめられる。そして、この挿間的変調以外の通常時においては、ヴィンセントには特筆すべき病態はなく、最高の美を創造した天才であり、狂気などはまったく無かったという風にまとめられる。

ゴッホのカルテ

ゴッホの入院したサン・レミの精神病院は、十二世紀末に創建された旧修道院に隣接した大きな精神病院である。1889年5月8日、持参したアルル市立病院長ユルバル医師による病状は次のようであった。

複合妄想を伴う急性の精神錯乱と記されていた。それを受け取ったサン・レミの病院長ペロン、T、は翌日、カルテに、視覚及び聴覚の幻覚を伴う急性の精神錯乱に襲われ、耳を切断する自傷行為に及んだ。本日、外見では正気に戻っているが、本人は自由に暮らしてゆく力と勇気がなく自分から入院許可を求めた。これまでの経過全体として、ヴィンセント・ゴーグ氏は相当長い間隔をおいたてんかん発作を起こし易い、と推定している。

5月26日、ペロン院長はヴィンセントの悪夢が徐々に収まって安眠できるようになり、食欲も出たし、日中は庭で素描をしている。施設の外での仕事もできるようになった。

9月初め。ペロン医師のテオ宛の書状。…兄さんの発作はすっかり収まり、意識は全く明晰な状態に戻って、絵の仕事を始めています。自殺の想念は消え、つらい悪夢だけ残っていますが、これもひどくきついものは消えてきています。食欲が戻って普通の生活に戻っています。

「発作」様態の現在

以上の資料から、ヴィンセント・ヴァン・ゴッホの病気を現在の視点から考えてみたい。

まず、ゴッホがてんかんであることはもはや否定せざるを得ない。現在、てんかんは完全に解明されてはいないが、発作類型はほぼ完全に把握され、発作型は整然と網羅されている。ヴィンセントには、このてんかん発作型の容態は書かれていない。わずかに〝大発作〟などの記述はあるが、これも精神変調の度合いが今回強かったというふうに解されるものであった。てんかんの発作は通常長くても1~2分の持続期間であり、意識障害が基本である。ヴィンセントの病態は何日と言う単位の長さである。てんかん発作後のもうろう状態は思考できない。死亡前1年半の間に、発作性精神変調は八回にわたって発現した。死亡は自らに放った砲弾によるものであった。この行為に先立つ1年半の間にのみてんかん発作が発現するというのはてんかんの一般的な病歴から思考しがたい。この一連の精神変調には起こるべくして生じた力動的要因が潜在していた。最初の発作時には、自らの耳を切り落とすという奇異な行為が見られた。周知の如く、ヴィンセントの経済は破綻していた。加えて、弟テオの婚姻は、以後の関係維持に対する不安を極度にするものであった。生活を安定にして絵筆を握る必要から、外人部隊に入隊することも本気で考えていたようであった。ここに、いわば逃避機制がみられるといってよいのではないか。しかも、二度にわたる自傷行為には芝居じみた表出と言わざるを得ないものがある。精神病理学的には、転換性解離性障害が最も妥当なものと思考されるのである。解離性の意識状態下には、精神運動性興奮・幻覚などがみられる。しかしこの状態はてんかんに由来する精神病ではない。この診断によって、ヴィンセントが通常は優れた素養を有する天才であったことを、逆に主張しうる根拠となる。

おわりに

もはや不可能な夢想であるが、ゴッホの脳波はどんなものであったか？必須の臨床検査は脳波の測定であった。ハンス・ベルガーが人の脳波を記録したのは、ゴッホの死後35年、１９２４年であった。やんぬるかな。

参考文献

（1）小林秀雄『ゴッホの手紙』新潮社、２００４
（2）司馬遼太郎『オランダ紀行』朝日文庫、１９９４
（3）細川清　日本病跡学会抄録、２０１１
（4）細川清「「発作」様態の現在」日本病跡学会抄録、２０１３
（5）二見史郎『ファン・ゴッホ詳伝』みすず書房、２０１０
（6）新関公子『ゴッホ契約の兄弟』ブリュッケ、２０１１
（7）二見・圀府寺『ファン・ゴッホの手紙』みすず書房、２００６
（8）ナタリー・エニック（三浦篤訳）『ゴッホはなぜゴッホになったか』藤原書店、２００５

（初出）
「日本医事新報」No.4730　２０１４年12月20日

フランツ・カフカと中島敦

―「変身」をめぐる早世の同時代人―

はじめに

フランツ・カフカ（以下、カフカ）と中島敦（以下、通称の〝敦〟トン）は、ほぼ百年前の同時代人である。二人とも、不幸な早世となった。敦は喘息発作、カフカは喉頭結核にて、33歳、40歳でこの世を去った。

カフカ（１８８３―１９２４）は、ドイツ語を話すチエコスロバキア・プラハの生まれでユダヤ人である。敦（１９０９―１９４２）は東京生まれで、漢学者の家に生まれた。カフカのほうが20年以上年上であるが、20世紀初頭、同時代人であったことになる。両者の間には　直接の出会いはない。

今回、「変身」と言う主題を追求中、敦の創作にカフカが強く影響を及ぼしていたのではないかという疑いを持った。[14] カフカは、日本の敦を知る由もなかったが、敦は国文学をはじめ、漢文に長じ、英文をこなす広範な文学者であった関係で、カフカを早くから知っていた。[4] 敦は、カフカ

の小説が日本語訳で紹介された数年後に、彼自身いち早くカフカのことに触れている（1934）。(3)

カフカの生活史と創作(5)(6)(10)

フランツ・カフカは、1883年、チェコスロバキアのプラハに出生した。カフカの父ヘルマン・カフカは、カフカが14歳の時、それまでの棲家をはなれ、新しいタイプの行商人として世に出た。息子カフカの「変身」の主人公グレゴール・ザムザはこのタイプの行商人である。

1900年の統計で、プラハのユダヤ人は、2万6342人で、おおかたは、ドイツ語を話した。このドイツ語人口は、半数以上がユダヤ人であった。

貧しかった父ヘルマンは、裕福な家系のユダヤ人レヴィーと結婚した。カフカ一族はボヘミヤの町にユダヤ人街ゲットーを形成し生活して来た。後、プラハの中心部に家を構えるまでになった。この旧市街に移って、カフカは、はじめて、机、本棚、椅子などが与えられ、自転車が立てかけてあると言った風の家に住むようになった。

カフカは、ドイツ式の選り抜きのエリートとして歩む。1893年から1901年、プラハのドイツ系ギムナジュウムに学び、大学の法学部に進み、1906年、法学博士となった。民事裁判所を経て、1908年、労働者災害保険局に就職することになった。弁護士となることには努力をそそがなかった。物書きを行うのが第一義の目標であり、そのための就職場所であったらしい。

カフカは、早くから自分の特性は、「癒しようのない病の兆候」を持ち、「これと決めた箇所を繰り返し読むと言ったものだ」と言う。さらに、自分の欠点は、無能、不器用、人づきあいの悪さ、臆病、小心、引っ込み思案、気後れ、無用の遠慮、ずば抜けた背高であると、自己評価している。一方、他者の評価は、すこぶる魅力的で、見栄えのする顔立ち、世の女性たちが愛さざるを得ない人物であった。しかし、父ヘルマンに言わせると、…執筆によって１ヘラーも稼いだこともなく、虫けら同然で、ゴキブリのように家族のあまり物に寄食する〝気楽な息子殿〟…であった。古典的なエディプス関係のなかで、父と息子の角逐は終生続く。カフカは父と肩を並べるには、父に敵対することであったが、「父への手紙」に綿々と自分への理解を得ようとしている。少年になった頃、カフカはセックスに興味を覚えず、父から、売春宿にでも行けというほどになったこともある。カフカはセックスについてこの上なく汚らわしいことに感じていた。彼は、父の結婚しろの命には、私を結婚できないような性格にしたのはあなただと責めている。一方、母の方はどのような存在であったのか。父の強権もさることながら、母が早い段階で彼に愛情を示さなかったことも大きな影響を及ぼしたのではないか。母は、カフカを変わり者ととらえ、理解できないようであった。自分一人で郵便局にも行けないような、日常の些事をこなせない息子に悩んでいた。カフカは結婚を強く希望しながら成就することはなかった。Ｆ・Ｂと書かれた女性は、後にバウアー・フェリーチェとして知られることになったが、婚約は数年にわたり、複雑な相互の関係を示した。死の直前にも、親密な関係を綴った文通はよく知られている。カフカが同性愛的な側面があったと指摘する分析もある。(7)

カフカの書が1933年、ナチスによる焚書にあったと一般にはみなされているが、定かではない。(11)

彼の喉頭結核について、当人はこれをさほど恐れず、むしろ、病を自分に訪れた救いのように思っていた。自分は、この病気を結核とはみなさず、むしろ、相対的な破産だと、肺からの出血ではなく、戦う者の一人が剣を突き刺したままでだと言う。たとえ療養に努めても、もう決して健康にはならない。自分が生きている限りどうしても必要な武器であってみれば、自分と武器とがともに生き続けることはできないからと言う。

カフカは憂鬱であった。これは、形而上学的なメランコリーではなかったか。自分のいる状態の根元的な奇妙さでもあった。父への手紙に、結婚し、家庭を築き、生まれてくる子供たちをすべて迎い入れ、この不安定な世界のなかで守り、さらにすこしだけ導いてやること、僕の確信するところでは、これこそひとりの人間にとって無上の成功ですと書いた。

カフカの国際的な名声は、ウィラ・ミュアーとエドゥイン・ミュアーが彼の作品を英語に翻訳した時に始まったとされている。(11) 奇しくも、敦がカフカをこの書で読んだ可能性がある。夢のような本を手本にして何か書いていると言う回想も見られる。(8)

カフカの作品の中で恐らく最も有名な中編小説「変身」は、カフカ29歳秋、20日ばかりの間に書き上げられた。巨大な虫という表現は大きなインパクトを読者に与えた。グレゴールは身の毛のよだつ外見で、暴君の父や雇い主に踏みつぶされてよい存在である。虫ではあるが、カフカの表現は、ドイツ語ではUngezieferで、害獣の意味を持たせている。そして、きわめて興味深いのは、この小説の表紙に描かれている、暗い部屋からよろめくように出てくるのは、死んだ虫ではなく、一人の若い男の絵である。[7] これは虚構の視覚化かもしれない。著者には、早朝夢にヒントを得た化身で、レム睡眠から醒めた様態のように思われる。仕方なくベットを離れた、疲れ切ったサラリーマンの出勤の姿に思える。これほどまでにみじめとも思われる人を描きながら、カフカの小説には、なにか、たえずユーモアが漂い、カフカの語りや、人前で行った朗読の姿が見える。[1] どこかに意地悪な笑顔さへ感じるのである。そして、強調しておきたいのは、後世がカフカの世界を「夢」のような、「夢」のなかで、等の表現で分析している点である。[1] 同じ変身譚に「新しい弁護士」[9] がある。かいつまんで述べると、作中のブケファロスの変身は、「変身」のグレーゴルとは逆方向の変身で、軍馬から人間の弁護士へと進化するという設定である。自分のわき腹が、もはや騎手の下半身でしめつけられることから解放されたと感じる。ジョークとユーモアに満ちたカフカらしい創出である。

カフカの現代的な感性は、ボート漕ぎや、水泳、ハイキングに熱中させた。週末には森を散策した。1814年、デンマークの海浜での裸身の写真が残されている。[14] 生涯の親友であったマックス・ブロートによると、カフカが上手な泳ぎ手であり、小舟を操る名手であった。そして、スポーツに新しい変化をつけてみることにかけては、まるで汲めども尽きない泉の様であり、全身全霊をあげて遊びに精を出したと言う。こうした身体機能の活性化とうらはらに、脆弱な心臓、切り刻まれるかのごとき両価性の強迫観念にも深い悩みを持っていた。昆虫への変身は、身体にたいするこの両義的な心性の表現であろう。

カフカは実存的な不安を抱き、社会的趨勢にもきわめて敏感であった。民族のかかえる根の深い懊悩、疎外感の心性は、カフカ自身を常に追い込み、自身の性格特徴を形成していったものと思われる。「城」、「処刑」、「失踪者」が対社会的葛藤を、一方、「変身」は家族力動を創出したと言えよう。敦に比較して、カフカの世界はより大きく、社会背景を重く背負ったもので、敦の自我意識を中心としたやや狭小なものではなかったように思われる。カフカは社会主義にも傾倒し赤い花をボタンホールに差していた時もあった。カフカは、パレスチナに移住して、そこで、製本工とか、レストランを開くことまでも考えた。自分の人生を、宗教的次元で対した時には、精神分析的な説明を拒否し、フロイトを否定していた形跡がある。[13] 神経症を治すという精神分析家の主張は、人間性を奪い取ることであり、心身が完全に健康でいながら、真の精神生活を送ることなど誰にもできないと言う。不安は病気であるという精神分析家の考えには従わない。自分は病気とは思わない。治療の対象になるものではなく、生の付随的な必要でもなく、人の本性の一部であると言う。１９１７年から18年にかけて、すでに肺結核の診断がついて、喀血のあとの療養に付いていた。１９２３年、「断食芸人」を最後に、40歳の生涯を終えた。

中島　敦の生活歴と精神史

１９０９年（明治42年）、中島敦は、東京四谷箪笥町に、父・田人、母・千代子の長男として出生。中島家は江戸時代から駕籠職などを営む商人の家系であった。祖父慶太郎は漢学者で撫山と号した。一歳の時、この祖父のもとにあずけられ、翌年この祖父が死亡。１９１４年、5歳時、父母は離婚。父と父の勤務先奈良県郡山に移る。１９２０年、父の転勤に伴い、朝鮮京城に移住。１９２２年、京城中学校に入学。この頃、既に、校友会雑誌に文を書いている。

敦の幼少時についてさらに敷衍しておきたい。彼の生活歴は不幸の連続であり、その影響は無視しえないものと思われる。やや異常な生育を背負っている。敦には三人の母があることになる。生母は1歳未満で死亡。父と離れ祖父母に養育される。5才時父は母千代子と離婚。第二の母は14歳時、異母妹を生んで後死亡。翌年、第三の母を迎え、27歳の時死亡している。この間、三人の弟妹を失った。そして、敬愛していた伯父、そして、長女を死なせた。多感な時期に、こうして少なくない肉親を失ったことは決して彼の心性への影響を無視できないものにしたということが出来よう。

１９２６年、父の再婚した飯尾コウが三つ子を生む。敦は、この年、京城中学校四年を終了して、四月、第一高等学校（通称、いちこう）に文科甲類に三番の成績で入学。しかし、翌年、肋膜炎にて1年間休学したが、当時から文をよくしていた。１９２９年、20歳、校友会雑誌の編集を担当し文筆活動も本格化していた。１９３０年、東京帝国大学国文学科に入学。英国大使館職員の日本語教師を務め、英語力を高め、ドイツ語にも通じていた可能性がある。数か国語をこなしたと書かれてもいる。永井荷風・谷崎潤一郎全作品を読破した。この読書をはじめとして、美術、旅行、登山、ダンス、麻雀、将棋、乗馬、園芸に熱中。享楽主義、耽美派と言われた所以である。中国古典、ラテンからカフカに及ぶ博大な教養を身に着けていた。風貌からすれば、旧制高校の蛮カラと言うよりは、色黒で強い近視が明瞭にわかるタイプの秀才風であったと思われる。この逸材はさきに述べたように、母という幼児の成長に欠かせない愛を体験できなかった。家庭の中に居場所を持たない孤独な少年であった。女性関係についても活発であったらしい。敦はすでに大学時代の23歳時、この橋本たかと結婚している。帝大卒業論文は、「耽美派の研究」であったが、卒論として成就しなかった。横浜高校に職を得て国語と英語を教えた。当時、妻子と別居していたが、東京目黒に居を持ち呼び寄せた。１９３４年、大学院を中退。喘息発作が認められ生命が危ぶまれるようになった。１９３５年、ラテン語、ギルシャ語を学んでいる。同僚とパスカルの「パンセ」講読会を持った。「列子」、「荘子」なども愛読。敦は、言ってみれば、ポストモダンを短く生き抜いた人であると言えよう。

ここで、特に触れておきたいのは、この１９３４～１９３６年にかけて、カフカの作品を英語版ですでに読んでいたという事実である。[2] １９３６年、27歳、深田久弥を訪ねている。喘息発作は引き続き起こっていた。そして、秋、「狼疾記」、「カメレオン日記」[20]を脱稿している。狼疾とは、病んだ狼のことを指す。心が乱れて反省できないことで、指一本惜しいばっかりに、肩や背までを失うのに気が付かないという孟子に由来する言葉と言われている。敦は自我と全存在を狼疾に喩えた。この「狼疾記」は、自分である三造にいろいろ語らせる手法を取っている。読書に耽る三造が今読んでいるのは、フランツ・カフカという男の「窖（アナ）」（ドイツ語の原文はDer Bau建造）という小説であるが、なんと奇妙な小説であろうと呟かせる。カフカの存在不安・恐怖を不気味な小動物に託す小説を、早くも敦の文筆歴初頭に引用紹介を試みていることは印象深い。これが後の作品の方向付けを果たしたであろうことは否定しがたい。そして、孟子の〝一指に深くこだわる〟心性は、「カメレオン日記」において、それに拘らざるを得ない自己とは果たしてなんであるのかの問いへと発展する。思いがけないカメレオンという変身動物の入手とその多様性を自己の享楽的なあいまいな過去に照らし合わせる。内面の軌跡を追う。混乱と絶望、当惑と焦燥の心像の揺れ動きはカメレオンの狂言回しとして書かれた。

家族の不幸はさらに続く。１９３７年、長女・正子は誕生してわずか三日目に死亡する。この頃にも、草花作り、音楽会、レコード鑑賞、ハクスレイの「パスカル」を訳出するなど精力的に活躍を続けた。１９３９年、持病の喘息ははげしさを増してはいたが、「悟浄歎異」を著し、一方、音楽、天文学にも関心を寄せた。相撲の星取表を作成したりしている。１９４０年、死の二年前、次男・格誕生。この頃、芥川賞候補作となった「光と風と夢」の出所となったスティーブンスンを読んでいる。1941年、太平洋戦争勃発の直前、委任統治領だった南洋パラオ島のパラオ南洋庁に赴任し、国語編集書記に就職している。しかし、「心臓性喘息発作ノタメ激務ニ適セズ」と内地勤務を申告した。

1942年、敦の最後の年、一月、再度パラオ本島一周旅行に出かけた。そして、二月、後々有名になった「山月記」と「文字禍」を「古潭」と題して「文学界」に発表する。

教科書の定番になったこの「山月記」には背景がある。八世紀の中国が舞台。唐の玄宗皇帝の時代。李徴という秀才がいた。逸材であり、地道な役人として終わりたくないと悩む。詩に長じ、その不朽の作を世に残したい思いが募る。役人を辞し郷里に帰る。ひたすら詩作に没頭した。意に反し、名声は上がらず、家族を抱える生活は苦しくなる。役人に復帰したが、自尊心はさらに傷つくのみであった。ある晩、突然失踪する。この時、自らの足先に毛を感じ虎に変身する。昔の友人袁傪に山中に出会い即興の漢詩と、口述の詩を渡そうとする。自分の心には「虎」が住んでいた。袁傪も俊秀であったが、自分の驕りは格別であり、もう一人の人物が同居する狂人であると嘆く。人喰い虎と化した自分は、なお連綿と詩に夢を追い、妻子への後事を託して慟哭する。「山月記」は中国の伝記小説「人虎伝」を典拠としている。敦は、この古代のありふれた変身譚から脱出し、詩に憑かれた男、悪魔に魅せられたとでもいうような展開を描く。尊大な羞恥心、過剰な自意識が主題となった。

パラオ滞在は約八ケ月であったが、この間は全く執筆不能であった。帰国後、死までの八か月、病身をおしての創作はめざましく、爆発的であった。

１９４２年、33歳。三月には帰京していた。喘息と肺炎に苦しむ。五月、「光と風と夢」、「ツシタラの死」改題「五河荘日記抄」を「文学界」に発表。前者は芥川賞候補となったが受賞はならなかった。受賞にならなかった背景に選考の不純さが指摘されていることを付言しておきたい。(25)「牛人」も発表された。八月、南洋庁に辞表を提出。九月、「過去帳」、「南島譚」を発表。その頃にも、文学座公演を鑑賞している。10月中旬、喘息が続き、心臓衰弱が増強した。それでも、「李陵」を執筆していた。十二月「名人伝」を発表し、同月４日、息を引き取った。

余録と考察

二人の相互の影響は、カフカから敦への方向のみであり、カフカは敦を知らなかったと思われる。日本にカフカが知られるようになったのは、１９３０年の東京大学独文学研究再改巻第１号編纂の書あたりであろうか。(4) １９３４年の「狼疾記」は、三造という主人公に自分の胸中を披歴させる構成となっているが、「存在の不確かさ」、必然性に欠ける世界の偶発的な仮像、形而上学な不安など、カフカ的表現を思わせる三造の心境に続いて、今彼の読んでいるのは、フランツ・カフカという男の「窖」という小説であるという展開となる。ここに明確に、敦によるカフカ紹介が見られたことになる。「窖」は敦が付けた表題である。原文は、der Bau、或いは、Ich habe den Bau eingerichtet となっている。現在の邦訳書では「巣造り」。原文の訳は、構造物とか建物造りとなる。〝巣をつくる小動物〟がアナを作る内容になった。以下、本文を引用する。「…三造は、…何という奇妙な小説であろうと思う。主人公の俺というのが、モグラかイタチか、とにかく…最後まで明らかにされない…その俺が地下に、ありったけの智能をしぼって自己の棲処―「窖」を営む。想像され得る限りのあらゆる敵や災害に対して細心周到な注意が払われ、安全が計られるのだが、…殊に俺を取り囲む大きな「未知」の恐ろしさと、その前に立つ時の俺自身の無力さとが、俺を絶えざる脅迫観念に陥らせる。…外からの敵ばかりではない。大地の底にも敵がいる…その敵をみたことはない…彼らは土地の内部に深く棲むものである…彼らは来る、彼らの爪の音を…聞く。…その時には既に君は失われているのだ…君は彼らの棲家にいるようなものだ。…殆ど宿命論的な恐怖に俺は追いこまれている。熱病患者を襲う夢魔のようなものが、このアナに棲む小動物の恐怖不安を通してもやもやと漂っている。この作者は何時もこんな奇妙な小説ばかり書く。読んで行くうちに、夢の中で正体の分からないもののために脅かされているような気持ちがどうしても付纏ってくるのである。」

カフカの「巣造り」には、小動物がほとんど自分と同じくらいの大きな存在になっていくことが書かれているが、モグラとかイタチの文字はない。存在を脅かされる状況は、カフカのほうではより精神医学的な表現がみられる。妄想気分、被害関係念慮、幻覚を思わせる。そして、自己治癒への方向を脱出で締めくくられている。

この〝奇妙な小説〟を読んだ敦はほとんど同年、「狼疾記」と「カメレオン日記」を発表したことになる。彼が恐らく考えもしなかったこのカフカ流は、敦の作風に影響を与えたであろうことは想像に難くない。「狼疾記」には、自分というものの不確かさが書かれ、その中で突然、ローマ皇帝の言動を挿んだりしている。皇帝の貪食はもっと食べたいがために、満腹から自分で吐き出し、そしてまた食べると言う、なにか現代の過食症を思わせるエピソードをまじえたりしている。不安焦燥の自己不全を例証したのかもしれない。そして、人生を螺旋階段に喩え、堂々巡りの先の見えない不安を書く。一方、「カメレオン日記」も自我の確執をカメレオンという変わり身に写しながら自己分析を六日間の日記にしている。その（二）に、以前から床に就いてから容易に眠れないことを述べ、長年服用してきた喘息の鎮静剤のせいであり、睡眠時間は二・三時間で、昼間はぼーっとして過ごすと書いている。しかしこの状態が色々な思想の萌芽となる。この様が今の自分となって、本当の睡眠も本当の覚醒も得られなかったと慨嘆する。完全に眠っていた自分。腐った精神の缶詰、木乃伊、化石であると。そして、これ以上の輝かしい成功があろうかと言う自虐を書く。自分が幼い時、世界は自分以外、みんな狐が化けているのではないか、父も母もそうだと、子供らしい思いを書いた。自我の懊悩は、同じく不眠のあったカフカの影響から創出されているように思われる。（五）において、女たちの変身ぶりが鮮やかに描かれる。結婚して子供を抱き幸せに包まれた元音楽教師の出現。それを迎える未婚の老嬢たちの挙動。表情、外観に現れた心理的動揺。嫉妬、羨望、前途への不安、酸っぱいブドウ式の哀しい矜持、…胸騒ぎ…。一年前とはすっかり変わってしまった髪形。すべてを読み取ろう、生活の秘密を探ろうとする眼差しは、複製を通じて原画を想像しようとする画家といえども到底及びもできない熱烈さである、という変身ぶりが描かれる。

野獣の霊が憑く、いわゆる憑依変身も敦の死の迫る、昭和17年7月に書かれた。「山月記」は、それに先立つ2月に脱稿している。変身には多くの表出があり、精神異常の部に属するものは、この敦の「狐憑」のようなキツネ憑きで、わが国でも古くからよく知られ、現在においても無縁ではない。この状態にいる人は、譫言をしゃべり、他を惑わせる。虎のような野獣の霊がついた人物の一部に、つまり、右手とかに憑依する。後、魔術から醒め普通の意識に戻ったものには余命はない。憑きものが落ち、隣人によって抹殺されるという物語である。カフカの変身譚にはどこかにユーモアとか滑稽さがあるが、敦の変身には、人の生の懊悩が語られると言えようか。

敦の「光と風と夢」は、「宝島」などで知られているロバート・ルイス・スティーブンスンの伝記物である。南の島に居を求めたのは、敦と同じく、35歳のスティーブンスンが突然喀血に襲われ、保養のために立ち寄ったサモアでの体験であった。敦も重症の喘息発作に南方の暖気を思ってか、志願して職を得ている。カフカも喀血し死の直前には、サナトリウムで過ごす。グスタフ・ヤノーホの「カフカとの対話」に、このスティーブンスンの逸話が出てくる。敦が芥川賞候補となった「光と風と夢」、カフカのスティーブンスン言及との間に何らかの関連を見出すことはできないが、カフカは、スティーブンスンについて、南海に移住したこと、「夢の絵姿という逃避であり、人間がまさに夢の中で、経験に対する負い目に決着をつけようとするのです」と言っていることに、なにか繋がりがあるようにも思われる。

この稿は、カフカと敦の比較研究が主眼である。先に述べたように、カフカは敦を知らなかったであろう。一方、敦のほうは、すべての著作が、カフカ作品の日本への紹介後に書かれている。どこまで、どのように影響を受けたのかは定かではない。敦が実に熱心にカフカを読んだことは事実と思われる。しかも強調されてよいのは、敦がいよいよまとまった著作を発表する直前にカフカの「巣造り」を読んでいる。敦の作品に与えたカフカの影響は今までに言及されている以上に大きいものがあるのではなかろうか。

まとめ

フランツ・カフカと中島敦とを比較し、三つの共通点から出発した。20世紀初頭の同時代人であったこと。40歳・33歳という早世の作家であったこと。敦がカフカをいちはやく日本に紹介し、創作に著名な影響を受けていると思われることである。

二人の精神生育の過程において、いずれもコスモポリタン的な世界人と言える背景があった。カフカには、母国のチェコスロバキア、ドイツ語育ち、ユダヤ人と言う三重の重荷と相克があった。

敦には漢学者の父の相次ぐ転勤があり、国外で少年時代を過ごすという履歴があった。カフカには、二人の弟の病死があり、男子は彼のみで、父からの期待の重荷が後々重く追いかぶさっていた。敦には、例のないような肉親との離別が相次いだ。二人とも頭脳明晰で、高等教育を受けた。特に、敦のほうはずばぬけた秀才で、国外朝鮮の京城中学校から、4年卒で第一高等学校、いわゆる一高に3番の成績で入学している。カフカは、特に父親の期待が強く、ユダヤというイメージを払拭するような出世を期待された。敦は国文科に入学し、そのまま、文筆活動を目指した。カフカは表面を繕いながら、ドイツ式の教育課程に乗り、内密的に本業を文筆においていた。敦は学生時代から、文筆に長じ、世界の文学をこなした。二人とも、青年らしい遊びには長けていたが、早世につながる陥穽が待ち構えていた。二人に共通する生活リズムにおいて、作家にありがちな不眠症があった。敦の場合には、喘息という夜間の苦しみが続いた。カフカの場合には、職場から午後は比較的はやく辞去し、夜間執筆と言う予定が待っていた。両者にみられる夢様体験・幻想的な表白は、眠れない夜の所産であろう。そのためか、カフカの作品には終わりの見えない断片的な作が多い。敦の作に解離状態とも思われる創作が多いのもそのためかもしれない。解離状態の一つに憑依という現象は今でもよく知られている。

両者には、存在自体に付きまとう不安が語られる。その脱出には、文学における可能性の世界があった。敦は、東洋古典に材を求めたが、自我意識に沈潜するあまり、力動因というやや狭小な世界になった。一方、カフカは、より広く、歴史的社会的な背景を重くもった懊悩が語られる。

敦の作風は物語として見事に終結するが、カフカの方は、早朝夢のように終わりのないままで終焉する。この比較研究小論は、カフカから影響を受けた敦の姿になってしまった。

文献

（1）ブロート、M．（辻理、林部、坂本訳）『フランツ・カフカ』みすず書房、東京、1972
（2）郡司勝義解題、中島敦著、高橋秀夫・勝又編『中島敦全集』ちくま文庫、東京、pp.483-485、2012
（3）ヤノーノ、G．（吉田仙太郎訳）『カフカとの対話─手記と追想』みすず書房、東京、p70、2012
（4）池田浩士、吉村富士彦、小岸昭ほか『カフカの解読』駸々堂出版、大阪、p330、1982
（5）池内紀『カフカの生涯』白水社、東京、2013
（6）池内紀、若林恵『カフカ事典』三省堂、東京、2003
（7）カフカ、F．（池内紀訳）『変身─カフカ・コレクション』白水uブックス、白水社、東京、2006
（8）カフカ、F．（平野嘉彦編、浅井健二郎訳）『新しい弁護士　カフカ・セレクションⅢ─異形／寓意』ちくま文庫、東京、p21、2008
（9）カフカ、F．（平野嘉彦編、柴田翔訳）『巣造り　カフカ・コレクションⅡ─運動／拘束』筑摩書房、東京、p213、2008
（10）ロバートソン、R．（明星聖子訳・解説）『カフカ』岩波書店、東京、2008
（11）同書、p30
（12）同書、p69
（13）同書、p166
（14）鷺但雄『中島敦論─「狼疾」の方法』有精堂、東京、p13、2009
（15）同書、p323
（16）島内景二『中島敦「山月記伝説」の真実』文芸春秋、東京、2009

（初出）
「日本病跡学雑誌」第91号2016年6月25日

意識変容の諸相　―昏迷の創出―

精神症状のひとつに昏迷がある。〝こんめい〟は、混迷、昆明などと書かれる。精神医学で〝こんめい〟は、昏迷の文字が使われて来た。茫然自失というか、ぼんやりした状態を指している。用語として、ドイツ学派のStupor、英語でも同じくstuporと書かれる。さらに言うと、ドイツ語圏では、意識障害の側で論じるよりも、意志発動性障害として、意識は保たれると定義される。米国では、意識障害も含めてこれを記載する。この点が、今日の主題を成すので、実例を傑出人の創作に求めて論じ、考察を加えることにしたい。

ここでもう一度、昏迷stuporを成書(1)に求めて整理しておきたい。

昏迷は外面的には無言・無動という特徴を持つ。症状発現時には精神内界は不明。つまり、主観的な体験は語られないことが多い。放心状態でぼんやりしていたり、緊張がうかがわれ、心中不安を感じさせる場合もある。ドイツ学派は意志発動性障害として捉えるから、あとで内界を語ることもできると解釈する。米国では、記憶の障害であるから想起できないのを普通の昏迷としている。外見は、身体を硬くし四肢の筋肉の硬直をきたすもの、拒絶という精神症状を見せるものなどがあり、ただ宙を見つめてぼんやりしているようなものも含まれてくる。さらに病的なものでは、今は少なくなったが緊張型統合失調症において、奇妙な姿勢を一定期間示すものなどがみられた。脳波を長年研究分野にしてきた筆者の言[2]を書き加えると、この状態を脳波記録ができれば、また事柄は異なる局面となるが、今回は主題を離れるので、創作に例証を試みることにする。

さて、今回取り上げる素材は、著者が選んだ3作品で、それぞれ問題の状態と思われる章をとりだし、「昏迷状態」を覗きたい。

1．チボー家の人々　灰色のノート（ロジェ・マルタン・デュ・ガール）：山内義雄＝訳

2．東京日記抄　その一（内田百閒）

3．車輪の下（ヘルマン・ヘッセ）：高橋健二＝訳

以上の作品から、三様の〝昏迷状態〟を取り出し、臨床―創作の関連を考察したい。

1．チボー家の人々1　灰色のノート（五）

チボー氏が息子ジャックの家出を探すところからこの長編は始まる。少年ジャックと親友ダニエルは家出を決行する。十三歳になるダニエルの妹ジェンニーはジャックを無意識のなか思慕を

寄せていたと思われ、やがて、発熱夢游の心理状態に追い込まれていき、瀕死の状態として描かれる。時折、身体をくねらせたり奇妙な肢体をみせる。ついには、「脳…膜…炎」と診断され、「（…）絶望です（…）落ちつかないひとみ、（…）じっと天井にそそがれていたひとみが、しずかに牧師のほうへ向けられた」。しかし、駆け付けた牧師はこれは病気ではないと宣言し祈りを続ける。やがて、ジェンニーはけいれん発作のあと、一時間、身動きをせずじっと開けたままの目に、なにか気違いじみた表情を浮かべていた。五十何時間目に、ジェンナーはふつうの呼吸にもどる。

2. 東京日記　抄　その一

「私」の書き出しである。電車から降ろされた夕刻。「（…）外は薄暗く、（…）段々空が暗くなって、方々の建物の窓から洩れる灯りが、きらきらしだした。（…）そこいらを煙らせているように思われた。（…）何だか足下がふらふらするような気持になった。（…）揺れている水面を見つめていると、こっちの身体が前にのめりそうであった。急に辺りが暗くなって、（…）到頭水先が電車道に溢れ出した。（…）牛の胴体よりもっと大きな鰻が上がって来て、ぬるぬると電車線路を数寄屋橋の方へ伝いだした。（…）辺りは真っ暗になって、水面の白光りも消え去り、信号灯の青と赤が、大きな鰻の濡れた胴体をぎらぎら照らした。急いで家の方へ走らせようとしたけれど、どの自動車にも運転手がいなかった。（…）その内に空の雨雲が街の灯りで薄赤くなって、方々の灯りに締まりがなくなって来た。

3.「車輪の下」ヘルマン・ヘッセ

問題場面を取り上げる前に、主人公の位置づけを、訳書のカバーを借りて述べることにしたい。「ひたむきな自然児であるだけに傷つきやすい少年ハンスは、周囲の人々の期待にこたえようとひたすら勉強に打ち込み、神学校の入学試験に通るが、そこでの生活は少年の心理を踏みにじる規則ずくめのものだった。」そして、問題場面である。

「(…) ハンスは終日ものうくぼんやり動きまわっていた。(…) 教授がハンスの名を呼んで訳を命じた。彼はすわったままでいた。

(…) ハンスは動かなかった。(…) 頭を少したれて、目をなかば閉じていた。(…) 隣席の生徒に激しくつつかれたのもわかった。(…) 彼はほかの人に取り囲まれ、ほかの手に触れられていた。ほかの声が彼に話しかけた。言葉を発せず、ただ泉の音のように深く優しくざわめく、近い低い深い声が話しかけた。(…)「ギーベンラート」と教授は叫んだ。「君は眠っているのか」(…)「どの文章を読んでいるか、言えるか、どうだ?」ハンスは指で本の中をさした。彼はどこをよんでいるかよく知っていた。(…)。

説明

以上の、三篇の引用について、若干の説明と考察を加えたい。

1は、デュ・ガールの『チボー家の人々』の冒頭の一説である。日本で最もよく読まれるフランス文学の代表作である。精神内界の機微を壮大な舞台の中に展開させる。物語は１９００年初頭頃に設定され、思春期と反抗、孤独が描かれる。少年の家出、少女の無意識の葛藤が劇的に展開される。今回提示した少女ジェンニーの一過性の状態は、精神医学的には、解離性障害と言える。往時、〝ヒステリー〟と言われたものに該当する。この背景には、あとで想起できる、あるいは想起できないという本人の言にかかわらず、脳機能の上では、意識障害という術語よりも、意識変容であり、これを昏迷と表現しててよいものであった。

2は、内田百閒独特の筆致で、東京は夕刻の薄明と言える設定のもと、人間不安の原点が描かれる。百閒は、発作性頻脈（結滞）に悩み、広場恐怖症や強迫行為があり、若い時代から悩んでいた。東京日記は、昭和13年に書かれている。その一、二と、二十三抄にわたる。今回、その一から引用を試みた。この一連のエピソードには、百閒独特の風物詩、夢三昧などをはさみ、怪談めいた筆致で、茫然自失の態を描く。いわば、人間存在の不安、朦朧の視覚の持ち主であった。今回、（その一）は、東京市谷、薄闇の合羽坂で、自らを奇妙な空間に曝した姿は昏迷状態にあったと解釈する。

3は、ヘルマン・ヘッセが自身の幼少年時代のいわば自我同一性障害を作品に投影したものである。ハンス少年はマウルブロン神学校に入学したものの、厳格な規律に従えず、作家になりたい本来の欲求を踏みにじられ懊悩する。次第に、周囲との間に阻害された空間が生じ、現実との間に強い違和感を覚えてくる。かくして、無言・無動の屹立の状態が訪れることになる。ハンス少年は瞑想の世界に入っているかに見えた。この間、彼は自己の中に沈潜するが、周囲の気配、授業の進行を把握し、記憶は保たれる。医師は、「(…) 神経ですな、」と診断する。

考案

〝意識〟は、多岐にわたって使用される。医学に限らず、意識過剰とか、〝意識していなかった〟、そして、人身事故があったが、〝意識はあるようだ〟など、頻繁に出てくる。医学で通常言う意識障害は、筆者流にいうと、縦の軸と表現しているが、次第に銘識性が薄れ深い昏睡などに至るものである。ここで問題になるのは、横の軸として表現したい、意識野の狭小、変容である。

例証1は、13歳の少女例で、兄とその親友少年の家出という衝撃によっておこる仮死状態で、乖離障害としての典型的な病態である。

例証2は、夕暮れの薄明下に、外界に異様な変化を察知し当惑していく姿であった。立ち尽くして呆然としている状態であろう。

例証3は、その場にそぐわない突発的な少年の変化。あたかも、瞑想に耽っている姿であった。やや芝居がかった振る舞いであるが、少年の必死の自己主張が無言・無言のなかに具現されている。

締めくくり

この報告が今回のパトグラフィーpathographyの企画に沿うものかどうかわからないが、筆者はかねがね〝傑出人の病理〟を云々するという不遜ともいえる立場にたちたくない。文学のいわば可能性を求める世界に通じる、境界不鮮明の精神現象のスペクトル化を試みる立場を持ちたい。歴史に残る文学作品には、優れた人間模様が描かれ、風変わりと揶揄される人のなかに、つかの間の人間変容の追求が随所にみられるのである。意識変容は、変身に通じるものであり、生きる上においてある方向性を模索するものでもある。変容の姿は、次のステップへの原点をなすものかもしれない。

(1) 原田憲一『精神症状の把握と理解』中山書店、2008、頁119
(2) 細川清『脳波と精神神経症状』中山書店、2012、頁203

(初出)

「週刊医学のあゆみ」Vol.274 No.13 2020.9.26別刷

田中正造の遺訓（上）

―足尾鉱毒事件との対峙

はじめに

２０１１（平成23）年３月11日の東日本大震災における福島第一原発事故を天災として逃げ腰になっている企業・政府の対応は、明治時代の関東・栃木県の足尾銅山鉱毒被害に対する田中正造の義憤を思い起こさせ、相似したものがある。

正造、苦闘の生涯(1)

田中正造は１８４１（天保12）年、下野国安蘇郡小中村（現在の佐野市小中町）の中程度の名主の家に生まれた。時は江戸末期、天保の改革が始まった年である。

正造は長男で下に妹がいた。正造の父富造は１８５７（安政４）年、名主から村役人である割元に昇進し、正造は17歳で名主となった。名主は代官の命を受け、年貢の取り立てや農村全般を統括する役目を担っていたから、正造が直接肌身に感じた地方の農家や山河の実態は地についたものであったと思われる。こうした故郷の自然、人間への愛は彼の一生の対象になっていく。以後、明治維新までの11年間、村民をまとめながら農作業に精進した。手には鍬たこができ、鎌の切り傷で節くれ立ち、左右5本の指はくっついていたが、「げに当時に賜りたる勲章なり」と正造は書いている。

１８６３（文久２）年、正造は23歳で嫁を迎えた。といっても、嫁の（大沢）カツは当時13歳で、裁縫の習い事に通っていたのを待ち伏せし、草刈り籠に入れて連れ帰るという、いわば略奪結婚であった。爾来50年、正造はカツと生涯を共にしたが、２人に子どもは授からなかった。

同年、小中村をはじめ足利、安蘇七カ村の領主六角家（高家）の財政が行きづまり、村々に年貢徴収方式の変更と上納金を申し渡した。従来の慣習を強引に破る領主に対し農民が騒ぎを起こした。これが六角家騒動で、先頭に立ったのが正造であった。

村役人は村民の分断を画策したが、正造は領主の悪政を列挙して提出し、領主の退陣を要求して捕えられ、明治改元時には牢獄にあった。毒殺を予知し、出された食事には手をつけず、仲間が差し入れてくれた鰹節で飢えをしのいだという。正造の強靭な精神力が窺われるところである。

１８６９（明治２）年、牢獄から解放後、正造は昔入門していた赤尾塾の先輩に東京遊学を勧められ、上京した。だが、当の先輩が免職となり、正造は逆にその面倒を見ることになって、窮乏生活を余儀なくされた。

貧に窮していた正造に赤尾塾の別の先輩が、知人のいる遠野（現・岩手県遠野市）行きを勧めた。当時まだ鉄道はなく、正造は徒歩で遠野に向かった。しかし、当地の知人はすでに亡く、帰るに帰れなかったが、縁あって江刺県庁に採用され、花輪分局（現在の秋田県鹿角市花輪）勤務となった。着任前年まで凶作が続いたため農民は困窮状態に陥っており、正造にとって格好の仕事になったようで、農民実態調査に乗り出している。また、聴訴掛として困りごとの相談と金銭上の問題、土地の境界などのトラブルを処理し、山林掛として腕をふるったので、役人として順風満帆にみえた。

しかし、１８７１（明治４）年の新年早々、直属上司が殺害される事件が起こった。第一報に接した正造は現場に駆けつけ、医師の手配や犯人捜索などの陣頭指揮を執った。だが、犯人不明のまま、なんと正造に殺人容疑がかかり、逮捕される事態になった。正造には拷問が加えられ、免職されて牢獄に繋がれ、獄中生活は2年10カ月にも及んだ。１８７４（明治７）年、嫌疑が晴れて釈放され、小中村に戻った正造は造り酒屋蛭子屋の番頭に雇われた。また、地租改正担当人も務めた。当時、全国各地で公選民会論が高まり、民権結社も生まれつつあった。

１８７７（明治10）年の西南戦争勃発時、政府が戦争準備として紙幣を乱発することを知った正造は、家財その他をすべて売却し、親戚からもできる限りの借金をして土地を購入した。翌年には物価が上昇したのでただちに土地を売り、当時で３０００円を上回る利益を手にしたというから、商才に長けていた面が見られる。

１８７８（明治11）年、正造は区会議員に選ばれた。同年、栃木新聞（下野新聞の前身）が創刊され、翌79年に正造は編集長になっている。その頃の新聞は現在の報道中心とは異なり、天下国家を論じることを最高の使命としていた。正造は、「国会を設立するは目下の急務」との論説を発表している。最初の県議選には落選したが、１８８０（明治13）年に当選を果たした。以後、10年間、自由民権運動のリーダー、県議会の重鎮として活躍する。当時、正造は「栃鎮」（栃木鎮台の略）と呼ばれていた。

当時の逸話として「栃木県会日誌」の記事があり、正造は、県立病院について「廃止すれば民間病院が増え、地域医療は成り立つ。予算は貧民のための衛生費に回すべき」との論を展開し、また県立医学校についても、「医学校は実業教育であり個人の将来のために県費を支出すべきではない」と廃校を決議し、同じ頃に県立足利病院も廃止されている。理由は「群馬県の患者が多く、本県にはメリットがない」と言っている。どこまでも人民がついてまわっているのが分かる。

１８８１（明治14）年10月、国会開設の勅諭が発令されたのを受け、年末には自由党が、翌年3月には立憲改進党が結成された。正造は立憲改進党に入党。さらに１８８６（明治19）年、県会議長となり、１８８９（明治22）年の帝国憲法発布式典に参列し、１８９０（明治23）年衆議院議員に当選した。

足尾鉱毒事件との関わり

足尾銅山は江戸幕府直轄の鉱山として発展してきたが、幕末には産銅量も減り、維新後は休山状態になっていた。ところが、明治に入ると新たな富鉱脈が相次いで発見され飛躍的発展に転じた。これにより足尾は日本最大の銅山となったが、銅山から流出する鉱毒は渡良瀬川流域に深刻な被害をもたらしていた。変化はまず川に現れた。魚が姿を消しはじめ、生物は絶え、相次ぐ河川の氾濫で冠水した田畑の稲が腐り、桑は枯れた。土壌が汚染され農作物が実らない。調査した帝国大学農学部は、その理由を「銅の化合物が原因」と分析した。

渡良瀬川流域に銅山による鉱毒被害が顕在化したのは、1890（明治23）年とされている。同年、第1回帝国議会が開会し、翌年の第2回帝国議会で初めて足尾銅山鉱毒事件を取り上げた。時に正造は51歳。以後22年にわたって政府や銅山の責任を追及する。谷中村をはじめ渡良瀬川流域は、正造と農民の生死をかけた闘いの場となった。

当時、正造が現地を視察したか否かは不明であったが、2002年になって、榎本武揚農商務大臣らに随行した正造の姿が乾板写真に写されているのが見つかった。

正造は綿密な調査と資料分析を踏まえた質問書を提出し、説明演説を行った。さらに鉱毒にとどまらず、藩閥政府と政商の不正や軍隊による国費濫用問題についても執拗に政府を追及している。1896（明治29）年7、9月の2度にわたる洪水は、鉱毒の被害をさらに拡大させた。被害は栃木、群馬埼玉、茨木、千葉、東京の1府5県、4万6700haの農地に及んだ。渡良瀬川、利根川流域は鉱毒の土と水に覆われた。

被害を受けた住民は、示談による補償から鉱業停止請願運動へと結集する。金銭より生存権を守る闘いとなった。正造は被害調査を続け、組織化するため各地の村々で演説を行い、群馬県渡良瀬村（現在の館林市）の雲竜時に鉱毒事務所を設置した。

一方、銅山に関係する人々も存在し、地元では銅山の「非停止」運動も見られ、主張は二分されていたようである。

正造は、渡良瀬川流域で採れた米や麦、大豆など鉱毒を含んだ稲藁や根が枯れた護岸用の竹などの鉱毒被害農作物を国会に持ち込んで示した。現在の国会でのパネル説明を当時すでに行っていたと言われる。

1897（明治30）年、正造は「公益に有害の鉱業を停止せざるの儀につき質問書」の説明演説を行い、2時間以上にわたり政府を追及した。切々と訴える正造に日頃の野次もなく、国会史に残る名演説であったという。しかし、政府は「鉱毒は足尾銅山の操業によるものである」と責任を回避した。

正造、明治天皇に直訴

鉱毒被害民に同情を寄せていた旧幕臣で伯爵であった勝海舟は、次のような談話（抜粋）を毎日新聞（当時）に載せた。

「ドウ（筆者注：銅の意か）ダイ、鉱毒はドウダイ、旧幕は野蛮で今日は文明だそうだ。……山を掘ることは旧幕時代からやって居た事だが、旧幕時代は手の先でチョイチョイやって居たんだ。海へ小便したって海の水は小便になるまい。……今日は文明だそうだ……わかったかね……元が間違ってるんだ」。

松方正義内閣は、１８９７（明治30）年、37項目に及ぶ「鉱毒予防工事命令」を出す。経営者に厳しいものだったようで、被害民の多くは工事の実行は困難と見た。事実上操業中止と見たようである。

１８９９（明治32）年暮れ、正造は被害民の調査による非命死者統計の報告を聞いて愕然とする。鉱毒による死者は１０６４人に上った。翌１９００（明治33）年、２５００人もの民衆が東京に向かい、途中で憲兵隊・警察官に１００余人が逮捕された（川俣事件）。正造は、議会で「亡国に至るを知らざれば之れ即ち亡国の儀につき質問」、「民を殺すは国家を殺すなり。法を蔑にするは国家を蔑にするなり…」と演説した。対する山県有朋首相の政府答弁は、「質問の趣旨其の要領を得ず、よって答弁せず」であった。

細々であるが支援の輪が広がり、多くの文化人、議員らにより鉱毒調査有志会、鉱毒地救済婦人会が結成された。経営者古河市兵衛の妻タメは鉱毒問題を苦にして東京の神田橋で入水する。この年の足尾鉱毒惨状画報には、「この地の娘は世間から嫌われ嫁入りしたくともできない」と書かれ、鉱毒の影響は深刻さを加えていった。

1901(明治34)年12月10日午前11時20分、正造は明治天皇への直訴を決行した。東京の宿屋越中屋に泊まっていた正造は、午前6時に起き、茶漬け1杯を食して出かけた。正造61歳であった。

第16回議会開院式を終えて皇居に還る天皇の馬車は、100人以上の警護隊を前後に従えて貴族院を出た。その時、人混みをかき分け駆け出した男がいた―正造であった。

「お願いでござります。お願いでござります」

外套、帽子、襟巻を脱ぎ捨て、右手に「謹奏」と書いた直訴状を掲げていた。ただちに取り押さえられ、馬車は何事もなかったように走り去った。正造は連行されたが、その扱いは丁寧であったと記録されている。鉱毒問題をこれ以上沸騰させたくなかった政府の計らいであったろう。正造は釈放され、その日の夜に越中屋に帰着している。

翌々日の12日、新聞各紙に直訴状全文が掲載された。直訴状は2通あり、直訴で提示したものは、幸徳秋水が奉書に清書し、正造が加筆訂正して印を押した「謹奏表」である。美濃紙6枚を紙縒りで綴じたものであったと言われている。

直訴状の内容はおおよそ次のようであった（現代語訳は下野新聞社編の資料による）。

「おそれ多いことですが、陛下の取るに足りない国民のひとり田中正造がひれ伏して申し上げます。……渡良瀬川の水源を清め、流路を自然に戻し、被害地の毒土を除去し、沿岸の天産と衰弱した町村を回復させ、銅山の操業停止が急務」であると訴えていた。

死を覚悟した正造に放免の報がもたらされた。彼は「どうせ一度は死んだ身」と開き直り、以後も鉱毒被害をもたらす銅山の操業停止の闘いを続ける。

在京学生の鉱毒地視察は１１００余人に上り、内村鑑三、木下尚江らが引率した。中には河上肇（『貧乏物語』の著者）らもいた。仏教徒も立ち上がり、鉱毒被害地救済仏教者同盟が現地に施療院を開設、被害民を無料で治療したという。

谷中村は栃木県最南端に位置し、西南を渡良瀬川が流れる。足尾銅山の鉱毒は村を深刻な被災地とした。ここに、政府が採った対策、遊水地計画が浮上する。買収工作が村民を切り崩す。買収計画に乗り、１人２人と離村者は増えた。谷中村強制破壊については、荒畑寒村が著した『谷中村滅亡史』などに詳しいようである。

正造は、１９０４（明治37）年、谷中村に移り住んだ。３年後には、残っているのは20数戸となり残留民と呼ばれた。田中正造の直訴から4年が経過した１９０６（明治39）年、栃木県の地図から谷中村は消滅した。先祖からの家を守ろうとして位牌を抱いて動こうとしない農民、半狂乱の娘を見て、「人民の家を破壊するのが警察の公務か」と正造は叫ぶ。作業は進み、村は廃墟となった。

参考文献

（1）下野新聞社編『田中正造物語』随想舎、２０１０
（2）花崎皋平『田中正造と民衆思想の継承』七つ森書館、２０１０

（初出）
「日本医事新報」別刷（第４６５４号）２０１３年7月6日発行
（第４６６１号）２０１３年8月24日発行

田中正造の遺訓（下）

―災害救済の道は為政者への〝精神療法あるのみ〟

はじめに

本文を著したもう1つの理由は、田中正造の晩年の日記に書かれた、為政者に対する「今日の病気の数々」として掲げた7項目の弾劾文の最後に、「病者百出は、今日政治上の病気なり。薬では駄目、法律では駄目、只一つ精神療法あるのみ」とした文言に筆者が強い感銘を受けたことである。

本稿ではこの「精神療法」を究極の救済としたその背景は何であるのかについて考察したいと思う。

「精神療法あるのみ」

さて、筆者が問題にした田中正造の文言について考察したい。

「今日の病気の数々」として彼の日記に書かれた文言は次のようであった。

一、文章が悪いと見ない。
一、貧乏人の願出は見ない。
一、無勢力の意見はきかぬ。
一、正直な忠告は耳にせぬ
一、主義より出る目的は嫌う。
一、国家も社会も目になくなる。
一、都合と私利と虚栄の脳充血
一、下より申出る諂諛妄言（へつらい）は、欺かれながらも面白く、もっとも千万に聞こえる。
其他、病者百出は、今日政治上の病気なり。薬では駄目、法律では駄目、只一つ精神療法あるのみ。

「精神療法あるのみ」とは、時の為政者や事業推進者に対して、通常の説得ではもはや及ばず、筆者には「このわからず家、〝充血した脳〟を洗い出せ」とでも叫んでいるように思われる。正造は、「私利と虚栄で充血した脳」はいかんともしがたく、ただ「精神療法あるのみ」と言いたかったのであろうか。「精神療法あるのみ」という文言をどうして使用したのか、正造の叫んだ精神療法は現今の治療形態と同様の意味で使用したのか、筆者にはきわめて関心の湧くところである。

正造の人となり

はたして田中正造は何人なりやという問いは、当時の人並み外れたエネルギーの持ち主であったことを考えると当然であろう。「義人だ」と言う人、「狂人だ」と言う人、そして、「山師だ」と言う人もあったと書かれている。[1]１９０１（明治34）年、明治天皇に直訴し官憲によって拘束された時にも「狂人である」から釈放すると言われたという。[2]

正造の体格について触れておくと、身長は１５８cm、体重は75kgとある。背は低めであるが、がっちりした体に羽織袴姿で髪を振り乱し、栃木弁丸出しで行う大演説は迫力十分であった。

しかし、正造は県議時代から病気に見舞われている。遊説中に過労で、日清戦争時も胃病で、東京の順天堂医院に入院している。前橋でもめまいを訴えて病床にあった。１９０１年、議員辞職を志向した時にも正造は入院しているが、その時の病状については書かれていない。還暦を越えていた正造に相当の心身疲労が蓄積されていたのであろう。

正造の日記

筆者が今回問題にしている「今日の病気の数々」の文言が書かれた、１９１１（明治44）年初頭の日記[3]を開いてみたい。

彼の日記には、「純粋、妥当、正確、明晰、勢力、音調の六つの要素が不可欠である」とある。当時、正造は谷中村にあり、水害問題に激しく取り組んでいた。

「銭もないくせに、又年寄りのくせに　此の寒いのに奔走すると人は謗る」と書いている。

漢詩風に慨嘆の作をなしているところを掲げておきたい。

「人心我欲、鉱毒濫流、山林濫伐又鉱毒氾濫、山林濫伐河川大洪水、山林濫伐山々を崩し、山林濫伐河川山岳を崩壊して村々を流亡す」

さらに付記して、

「河川愛憎工事は山林濫伐より来る。水害を減じ、且つ予防せんとして、互いに競ふて対岸と戦い、終に流水を妨害して、大洪水に加えて更に水層を昂騰せしめ、区域一時に拡張す。加害者相連結して、加害益々成功す」（原文のまま。以下同じ）

当時すでに、政府政策に加担する勢力との角逐に触れ、苦境に立っていたようである。

１月24日と思われる日記の続きには、

「関東及び東北一円が、国中第一に貧乏している。近年特に飢餓に迫るは形の上に見らるる程なり。之を関西中国その他に比せば、天壌の差とも申すべし。今日の関東が著しく亡国の容貌を表し来れるは、之を全国の上より見て、恰も市街不景気困難の内容が、場末の生活下情に現わるると同一なり。物質の疲弊と人心の変動とは本末の差あり。人心の霊に動あれば、顔色に現わる。これに反し財政生活の困難は、手の先足の先とも云うべき場末より現わる。…市街の中心は、財産に富みて修飾備わりたれば、其内容の辛苦、外面へ見えざるなり。…関東東北村落の頽廃、甚は無修飾に真相を顕して、一目判然たり。此理未だ盡くさず、考ふべし」

さらに日記は続くが同日に書かれたものであるのかどうかは判然としない。当時の正造自身の心境はいかなるものであったか。

「古き袋に新しき酒を容るるなかれとは、主の教へ玉ひし所なり。予老いて古し。古き袋なり。新たなる教えに研かんとせば、古き一切を棄てて学ばざるべからず。古きを棄てるに苦痛あり。苦痛なりとて、伐っても之を棄てざれば、新き教えを受くる道にあらず。法にあらず。奮発して古きを棄てて、新たなる道をききてしかるべし」

さらに続いて、封建割拠の今なお続き、その復仇的方針で我が関東・東北の地方を辱しめていると慨嘆し、

「薩長、国家の大勢を握って四十四年、…徳川に近きものを憎む。特に関東・東北に対しては、恰も工場の如く、庭園の家畜の如く、人を見ることをしない。その堕落の状、…先天的奴隷民族の感あり」と書いている。

その後に、「天災なし」と断じる詩文を起こし、「天は大なり、人知限りあり、只人は自らを知らずして災に遭う。只人の心にて、災と云うのみ。天の大なる、災のものにあらず」(「天災なし」の詩文は一部割愛)。

そして、この後に、「今日の病気の数々」が書かれる。病者百出は政治が悪い。この病気には薬は効かない、法律をもってしても駄目だ、「只一つ精神療法あるのみ」と叫んでいる。

脳髄の充血対精神療法

筆者はこの文言に遭遇してから、「精神療法」という言葉を当時使った田中正造は、当時の精神医学とどのように関わっていたのか、興味を覚えた。田中正造に関する資料はきわめて膨大である。しかし、筆者の視界はごく限られたものである。そのわずかな範囲では、明治の末期の田中正造という政治家が、「精神療法あるのみ」と叫んだことと、当時の精神科ではたして現在の「精神療法」なる用語を使用していたのであろうかという疑問が生じた。

そこで、田中正造を離れて、精神医学史の中に、「精神療法」という用語の動向を探ることにした。

八木剛平・田辺英氏の「日本精神病治療史」(3)の西洋精神医学の導入の章に、脳病説に基づく治療論が紹介されている。

「…精神病に対する特効薬はまだない…脳病に対する病機を軽くするように…血行、呼吸、血液の性状、消化、分泌など、…薬剤の施用は或は精神療法と相近づき来りて薬剤療法は即ち精神療法たることあり」と。

当時は精神病の病機（病態発生）として脳髄の充血が特に重視されていたので、脳血行を減退させる方法が重要であったと書かれている。

この「脳髄の充血」を正造は知っていたようである。どうにもならない時の権力者に愛想をつかした正造は、脳充血の精神異常者ととらえたのであろう。ここに、脳充血を有する為政者には、精神療法のみがその治療であると言い放った。

ここにやっと「精神療法」なる言葉を見たことになる。当時も、薬物療法、作業療法の用語は頻繁にみられる。現在、一般に使用されている精神療法と、正造が言った精神療法はおそらく異なるものであったろう。精神分析をはじめとする現代の神経症に対する精神療法は、当時の精神医学会には汎用されていなかったはずである。

正造は、為政者。工業推進者に対して、「充血した頭を冷やせ」と言っているように思われる。病識欠如の輩の脳充血に対しては、もはや、精神療法、すなわち、脳充血者に対する精神的な対応しか存在しないと結論したのであろう。

鉱毒と放射能

一昨年（２０１１年）の想像を超えた未曾有の東日本大震災は、人災としてよい一面を持っている。政府や原発を有する企業の対応に、何か明治時代の足尾銅山鉱毒事件を想起させるものがある。放射能障害に怯える人の苦悩が、じわじわと浸透する鉱毒被害に相似している。我々精神科医は被災者に寄り添う努力を懸命に行い、多数の医師が救援を継続している。しかし、現在の為政者への対応や、国策優先、機械文明に対する批判が十分に行われているかについては問題が残されている。筆者はもとより原発の是非や、放射性物質に関する知識も十分ではない。ただ、明治の末期、田中正造が一議員として、正々堂々と、人の幸せを主張し続け、「それほど物のわからん奴は精神療法が最後の手立てだ」（筆者注）とした叫びには、一精神科医として看過できないものがある。

田中正造の思想的な足跡に触れることはできなかったし、筆者の筆の及ぶところではないが、別の機会に追及していきたいとも思っている。

その一方で明治・大正期の足尾銅山は多くの人材を輩出した。古くは小説家志賀直哉の祖父が古河市兵衛とともに創業に参画し、足尾銅山の共同経営者であった。志賀は被害地支援に際し父との間に葛藤があったと、小説『ある男、其の姉の死』に書いている。後に平民宰相と言われた原　敬も古河鉱業社長を務めている。

ソニー創始者である井深　大の父は水力発電や電気分銅の技術者として、俳人山口青邨は採鉱技師として足尾銅山で手腕を振るっていた。作家船橋聖一は晩年、喘息発作の起こるたびに「足尾の祟りだ」と口走っていた。足尾鉱業所所長として予防工事を指揮したのが聖一の母方の祖父だった。聖一は喘息のほか失明にも苦しんでいたので、足尾銅山操業停止を免れた祟りと理解したのであろう。

精神的な生存を問う

晩年、正造は、あらゆる抵抗の末、キリスト教に傾倒し、信仰の道に入った。

１９０２（明治35）年、川俣事件公判中、あくびをわざと行って官吏侮辱罪に問われ、禁固刑で巣鴨監獄に服役中、内村鑑三より差し入れられたといわれる新約聖書を手にし、紆余曲折を経てキリスト教に安らぎを求めた。

１９１０（明治43）年４月23日の記に、「孔子は俗事にも熱誠なり。釈迦は脱俗虚空。キリストは真理実践。予は、キリストをつとむ」と書き、そのあとに、「二様の大馬鹿」と書いている。正造が終わりに自らを〝愚〟と悟り、民衆を合わせ愚という境地に達している。これは、根源的な人間存在にかかわる精神的な生存を問う、深い反骨を意味していると思われる。

正造の〝精神療法〟は、精神主義のことであり、精神医学の原点をいみじくも主張したものではなかろうか。

1913年（大正2）年8月、正造は佐野から谷中村への帰路にあった時、支援者宅の縁側に倒れ込み、カツ夫人、木下尚江、島田宗三らに看取られ9月4日、73歳の生涯を閉じた。病床34日であった。死因は胃癌であったという。石川啄木が詠んだ「夕川に葦は枯れたり血にまどう民の叫びのなど悲しきや」の歌碑が、正造の墓の横に建っている。

参考文献

（1）『田中正造全集』（全19巻）岩波書店、1977
（2）下野新聞社編『田中正造物語』随想舎、2010
（3）八木剛平他『日本精神病治療史』金原出版、2002
（4）花崎皋平『田中正造と民衆思想の継承』七つ森書館、2010
〔（上）は4654号に収載〕

（初出）
「日本医事新報」別刷（第4661号）2013年8月24日発行

文豪ヘルマン・ヘッセ自己治癒への道程

自我同一性障害

わが国でも一般によく読まれたヘルマン・ヘッセの「車輪の下」、「デミアン」は、日本文学で有名な言葉である〝私小説〟的な面を持った、ヘッセ自身の成長を如実に伝える作品になっている。ノーベル賞受賞者ヘッセは、思春期・青年期を通じて、自我同一性障害に悩んだ。敬虔なキリスト教牧師の下に成長するヘッセは、普通の秀才コースを進むことなく、今でも有名になっているマウルブロン神学校に入学させられる。厳格な規律と強制的な環境の中、ヘッセは、自分がほんとうに何を求めているのかに懊悩する。度々の逸脱の末、ついに神学校を無断脱出する。時に、ヘッセ15歳であった。たまりかねた両親は、ヘッセを神経科病院に送り込む。ヘッセはここで、両親への反目と甘えの渦の中、少年らしからぬ流麗な筆致で退院要求を繰り返す。すでに、文筆家ヘッセの躍如たる才をここに見るのである。かくして、生活という差し迫った境遇から、種々の業種を転々とし、その間、万巻の書を読み漁り創作への布石としていく。ヘッセ18歳の時、詩集を出版しているが、作家としての地位は遠かった。ようやく27歳、19年、ペーターカーメンチントで文名を高める。ついで、「車輪の下」が１９０６年で、30歳を迎える頃、雑誌に登場することも多くなった。

アウトサイダーの烙印

順調かにみえた文筆家の前に立ちはだかったのは、１９１４年、オーストリー皇太子の被弾に端を発する第一次世界大戦であった。ヘッセは、文筆家としての自覚と責任から国政批判を行う。ドイツの進路に赤信号を掲げた。１９１４年1月3日、新チュウリッヒ新聞の短いアッピール、〃おお、友人たちよ、その調子はやめよ、O, Freunde, nicht diese Töne〃は、驚くほどの反響に到った。当時ヘッセは、母国を離れオーストリーにあったから、なおのこと反発をかったのであった。自身は捕虜の慰問、そして兵役への志願など、決して反戦運動を展開したわけではなかった。いつに祖国ドイツの進路に強い危惧を有していただけであった。以来、ヘッセはついにドイツには帰らず、終生いわばアウトサイダーとなった。そして、内なる自我の形成という命題の両面にわたる精神苦悩の持ち主となるのである。

遺伝素因

評伝によると、ヘッセは病的素質を受け継いだといわれている。ドイツ語で、belastet と書かれているので、医学的な素因のごときものを意味しているのかもしれない。

母マリーの子供時代は、興奮、恐怖、ナイトメア、など、多彩であり、父ヨハンネスも思春期には、不安・抑うつ、癇癪の持ち主であった。父母それぞれの家系にみられた特徴は、父方の自己享楽、陽気に反し、母方は忍従とあきらめであった。相反するのかどうか、ヘッセには、相容れない多面性の性格が形成されたのかもしれない。

創作と家族

世界大戦の捕虜への献身的な奉仕によって、自分に向けられた攻撃と非難をかわそうとしたヘッセは心身共に疲労困憊の極にあった。これに追い討ちをかけるように、家族の病気が彼を苦しめた。ヘッセの最初の妻ミアが精神病院に入退院を繰り返したことはよく知られている。また、末の息子マルチンにも問題があった。ヘッセ自身、或る時、友人に宛て、「頭痛は軽いし、眠れてもいる、だが、胃の具合が悪く、焼け付くようです。消化器の機能が最悪です。引き絞られるような痛みが襲ってきます。」と書き送っている。

１９１６年、ヘッセの父ヨハンネスが亡くなった。ヘッセと父ヨハンネスは、目の病気、頭痛、不眠など、似たような持病があったようで、この父の死は、最大のショックとなってヘッセを追い込んだ。同年5月、治療施設ゾンマットから、自分が極度の不安に陥っており、狭い地獄のようなトンネルから這い出すことが出来ないと書き送っている。先ず抑うつ状態にあったと推測される。身体には電気療法、不眠に対しては、プロム剤を服用した。

ヘッセ、精神分析を受ける

１９１６年、この春、ヘッセは、ユングの弟子であるラング博士から最初の精神分析を受けるに到る。１９１８年のエッセイ集「考察」に載せられた「芸術家と精神分析」において、精神分析の効用・真価に触れながら、なにか距離を置いた遠慮がちな論評を繰り返している。それは、精神分析が自身の身体症状についての説明に不満であったからである。のちの「神経過敏症の疑いあり」のなかで、相対する精神科医とのやり取りに深い洞察と懐疑の交錯する場面を記述していることからも明らかである。

「神経過敏症の疑いあり」

１９２６年に書かれたエッセイの表題である。このエッセイに登場する医師が当のラング博士かどうかは不明だが、先ずそう考えてよいであろう。初回、医師に問診を受けるところから文は始まる。人は心の内面には触れられたくない。身構えているヘッセ。医者をまず持ち上げている。なにを言われても落胆してはいけないと自戒する。しかし、対決であると自分を位置づける。問診過程はボクシングのジャプと表現している。そのうち、医師に対して、信頼に似た肯定的な感情が得られていく。つまり自分を理解してもらうために努力のしがいがあったと言う。精神的な価値の相対性を認めている。そして、この代謝障害の専門医に対して、この人となら理解と意見の交換が成り立ちうるというところまで進む。そして、ヘッセ自身の身体的な所見から、訴えがより過剰であるという部分にいたる。ヘッセ自身がその苦痛を所見以上に感じている心理学的な核心に触れ、これを容認して行く過程が書かれる。自分は神経症患者であると認めていく。その考察として、痛みや苦しみは、心理的に拡大されるのではなく、肉体的な条件に従属する副次的産物でもない。あらゆる病気やあらゆる不幸な出来事や死も、心因性のもの、つまり、自分の魂から生じるのであると反論する。私の中の根源的なエネルギーの存在を主張する。人間の生活の様々な表出は、すべて魂のその人における表現である。酒癖者は酒癖で自己を主張し、自殺者はピストルの弾に凝縮して自己を砕く。医師の治療は、そこに伴う副次的な表出を治すに過ぎない。

この医師はこの考えに反対せず、自分を認めてくれた。もう、雨が降ろうと、坐骨神経痛がどうなろうと、湯治がどうなろうと、かまわない。そして、ノイローゼの症状は、病気ではなくて、どんなにそれが苦痛を伴っても、きわめて肯定的なカタルシスの過程であると帰結している。精神症状の分析的な理解に到達しているヘッセをここに見るといっても過言ではない。ヘッセ、自己治癒に達したのであろう。

晩年の境地

ヘルマン・ヘッセの文筆以外でよく知られているのは、庭仕事と水彩画である。40歳を過ぎて始めたようである。ヘッセは、若くして一つの命題を持って生きた。彼のアイデンティティーは、心の内面における自我同一性の確立であった。両極性概念の弁証法的止揚はよく知られている。具体的には、川の流れと静止のように、じっと見つめていると、大河の流れは、静止した水面でありながら、また洋々と流れてもいるのである。

ヘッセのノイローゼへの自己治癒の道程の終着駅は、山の斜面の庭仕事の〝動〟と、絵筆を持つ〝静〟の時間であったと思われる。遡って、ヘッセは、創作の苦しみから、家族を離れ、南国イタリアの明るい太陽を求め、一箇所に定住せず、友人・女性との交際のなかを彷徨した。内面への追求は、こうした家族放棄という犠牲のもとに可能となったのかもしれない。南スイスはモンタニョラの湖水の傍で、「一区画の土地に責任をもつ」庭仕事と、近隣の村やルガーノの湖面を水彩画に描出しながら、三度目の愛妻ニノンとの安定に至るまで、ほとんど、老年に及ぶ歳月を要した。ヘッセは精神分析的洞察を内面に受け止め、実生活において作業療法を用い、さらに心身の安定を実践したということも出来よう。

おわりに

ヘルマン・ヘッセと中高年の危機という主題にそって、駆け足でヘッセの生活歴をたどった。傑出人の生涯は、われわれ精神医学を実践するものにとって、きわめて貴重な意味と示唆を受ける。ヘッセは、赤裸々に自己治癒に向かった偉人である。自分をすべて曝け出し、赤裸々に懊悩を語った作家である。そして、みずから自己の精神症状を述べ、その人間的な考察を試み、病識といってよい洞察を創作に刻んだ稀な傑出人であった。

参考資料

(1)フリードマン、R.(藤川芳郎訳)『評伝ヘルマン・ヘッセ—危機の巡礼者』上下、草思社、東京2004
(2)細川　清「ヘルマン・ヘッセ『ガラス玉遊戯』への軌跡、その精神医学的考察」1・2・3・4　日本病跡学雑誌72号、75号、76号、20開、2008

（3）細川　清『ヘルマン・ヘッセの精神史』吉備人出版、2021

（初出）
「めんたるへるす」第58号 別冊2010・3・15発行

ヘルマン・ヘッセ『ガラス玉遊戯』への軌跡

―その精神医学的考察―　（1）自我同一性障害

「ノーベル賞受賞者ヘルマン・ヘッセの、『ガラス玉遊戯』への軌跡」と題して、ヘッセの思春期・青年期の心性を自我同一性障害として、精神医学的視点で考察した。ヘッセを取り巻く時代の様態、生い立ち、両親の生活小史を最初に述べた。そして、作品『車輪の下』にみられる主人公の一過性の状態像は、精神医学的には、神経症性障害のなかで、解離性障害を思わせる描写のあることから、ヘッセ自身の思春期体験であろうことを推測した。さらに、本人の意に反し、神経科病院に入院させられた時の両親に宛てた書簡を分析し、優れた筆致、流麗な文体、甘えと反抗、懇願と拒絶、思春期のアンビバレンツが、見事に表現されていて、15歳にして、すでに、感性豊かな詩人の誕生をみることができた。ヘッセの内面への道程の第一歩を述べた。引き続き、続報を展開することによって、晩年の大作のもつ意味を探っていきたい。

はじめに

１９４６年秋、ヘルマン・ヘッセは、ノーベル文学賞を贈られた。それに先立ち、同年、8月28日、第二次世界大戦後、最初のゲーテ賞を、ゲーテの生都フランクフルト市から贈られている。

この栄えある二つの受賞には、ヘッセ文学を越えて覆いかぶさっている背景と意義が感得される。１９１４年以来、ヘッセは、時の為政者、にいわば、アウトサイダーとして反目、スイスにあった。にもかかわらず、ドイツ文学最高の権威あるゲーテ賞が、国外にある者に贈られたのである。かっては同胞ドイツ人であったにせよ、戦後初の受賞となったことは、戦争のもつ重みと意味を、ヘッセ自身が身を賭して燦然と輝くものにしたということができる。この秋のノーベル賞は、新生ドイツへの、いわば礎となり守護神でもあったヘッセへの世界的評価となった。そして、ヘッセ個人を越えた激動の時代は、ヘッセの生涯に対する侵害を示すものでもあり、ヘッセの人間像とこれを取り巻く世界像は、いわば表裏をなして展開した一大ドラマであったと言うこともできる。

ヘッセ文学は、ひとの心の内面に向かう探求であり、内面の統一的帰結が終生のテーマであった。ヘッセは、個人対社会という単純な自分史にとどまることができない宿命を背負った。今回筆者は、終生の大作「Das Glasperlenspiel『ガラス玉遊戯』」にいたる結実のヘッセ史を、精神医学的側面から照明をあたえ、天才の精神構造を明らかにしたいと思う。けっして、精神病理のなかにのみこれを覗くの思いはない。ヘッセの心性は深く広い。精神医学は、ヘッセ心性から逆に多くのものを教えられているようにも思われる。それは、誰にも存在する精神の懊悩であり、創造に昇華する生の叫びである。ヘッセ自身の精神療法家的側面は、自己治癒の過程をそのなかに有していた。

ヘルマン・ヘッセのライフサイクルと作品のなかから、精神医学と密接であると思われるテーマをかかげ、考察を加えていきたい。

I　幼児体験(1)(3)

1877年7月2日、ヘルマン・ヘッセは、南ドイツのシュワーベンのナゴルト河沿いの小都市カルプに生まれた。父ヨハンネス30歳、母マリー35歳の子供である。両家とも、プロテスタントで、敬虔派の信徒であった。父方の祖父カール・ヘルマン・ヘッセはバルト地方で、ドイツ人居住地区の医師であった。現在のエストニアである。したがって、ドイツ語を話すドイツ人であったが、当時はロシア人ということになる。母方は、バーゼルにあって伝道の道にあったが、祖父グンデルトは、ここを本拠地にする熱心な宣教師であった。祖父も父も伝道協会という立派な組織のなかで、しかも、重要な地位を占め、地方の有力者であった。この祖父グンデルトはインドでの布教にたずさわり、母マリーも幼時から二度にわたって、異国インドの生活と、家族の離別を経験した。父ヨハンネスは、18歳を過ぎた頃、自ら手紙をグンデルトに書き、宣教師として働きたいと、熱心に懇願した。1865年、ヨハンネス・ヘッセは福音派の伝道協会から受け入れる旨の書状を手にした。それから3年、バーゼルの伝道学校で学んだ。後、カルプに呼ばれ、ここで、ヘッセの母マリーと出会うことになる。1874年暮れ、二人の結婚が成就した。

ヘッセは、母親の二度目の結婚から生まれた二番目の子供である。こうして、ヘルマン・ヘッセの歩みが始まる。

ヘッセの幼年時代を象徴するに足る記述は、『評伝ヘルマン・ヘッセ』(1)に載せられている母の夫に宛てた手紙であろう。

「愛するジョニー、私といっしょにヘルマンのために祈って下さい。そして、私のために祈ってください。あの子を教育する力が私に授かるようにと。もうもうとても体力がつづきそうもありません。あの子は生命力そのもの、たいへんな力で、強い意志があり、それに4歳にしては、ほんとうに驚くほど知恵があるのです。いったいどうなるのでしょう。私の生活はずたずたになりそうです。あの子の怖いもの知らずの暴君の精神、まるで憑かれたような狂騒と衝迫を相手にしてのこの心の戦い……神様がこの誇り高い心をお引き受けくださりさえすれば、あの子は立派で気高い心の持ち主になることでしょう。しかし、誤った教育やあるいは貧弱な教育を受けて育ったなら、この激しい気性の子供がどうなるか、考えるだけで身の毛がよだちます」

一方、当のヘッセ自身は、繰り返し幼い日々を意識的に記憶の底から呼び覚まそうとしている。本人自身は、自分の幼児は情愛に満ち溢れた明るい光に満ちたものであったように述懐している。その反面、早くから、自分に課せられた要求が、自分の望むものではないことを自覚していたようである。両親は明るい光のなかに自分は暗い闇のなかにというイメージである。ここに、フリードマンの指摘する、充足と是認、動揺と不安があり、両者は、同じ故郷に存在した両極にある二つの世界である。アウトサイダーに至る萌芽は、このように早くから自覚され、苦難の幼年時代であった。

Ⅱ　遺伝的素因(1)(5)

ラルフ・フリードマンは、『評伝ヘルマン・ヘッセ——危機の巡礼者』(1)のなかで、ヘッセの両親は遺伝的な強い病的素質をもっていたと書いている。両親とも、それぞれが、重荷を背負い、二人が病的に苦しむほかはなかったと言う。そして、子供たちは、それを十分に自分のなかに取り込んでいたようである。特に、ヘルマンは、強い感受性のなかで、両親からもっとも過大な要求を背負った。この病的素質と書かれていることは、なにも精神構造に対する脆弱を極論したものではないと思われるが、原文では、belastet であり、医学的に、Belastung はよく使用されるので、心身の病的素因としておきたい。

ヘッセの母マリーは、1842年にマラバー海岸のタラチェリーで生まれた。この母も途方もない子供時代を送っている。たえず不安にさいなまれ、自分は神経が弱く、すぐに興奮し、顔色の悪い陰気な子供だったと書き記している。幼い時から、言い表しがたい恐怖にたびたび襲われ苦しんだ。夜中に大声で悲鳴を上げ悪夢から醒め、震えていた。マリーの母の病気のため、ヨーロッパとインドの間を行き来した。母マリーは両親と離別を再三味わった。狭い船室、ひどい食事のなか、紅海と地中海の長い旅路を耐えてきた。全世界が自分をだまそうとしている。両親が私を突き放したのだと怒り狂った。1854年、しばらくの小康と幸福感の後、再度、12歳で、バーゼルを去り、厳格な宗教団体の経営する女学校に送られた。この不幸な母マリーはこの激しい感情のほとばしりを、性的な言動に向け、きびしい処置をうけている。15歳、インドに帰ってもよいという手紙を受け取り、渡りに船の旅路で、はげしい恋に落ち、たちまち引き離されている。のち、恋人の死を知った頃から、神に深く帰依するという方向性に辿りついている。1860年、やっと、グンデルト一家は、ナゴルト河沿いの小都市に住むことになる。はたまた、一人の若い宣教師に出会い、意気投合し布教にあたる。そして、またしても、インドに宣教の場所を求め、めざましい活躍をする。マリー23歳にて結婚。三度身ごもった。長男は生後死亡。夫は、4年後、原因不明の疾患で、かろうじてドイツまでたどりついたが死亡。マリーは、成長した二人の子供とともにあとに残された。マリーはカルプにもどり、懸命に両親を助け働いた。すでに二世代以上にわたってこの宣教師家系に病気と不幸の影が濃く染み付いていた。28歳のマリーは、実際よりも老けた、いかめしい、近づきにくい女性になっていたと言われる。

ヘルマン・ヘッセの父ヨハンネス・ヘッセの幼年時代と青春もまた苦渋に満ちた重苦しいものだった。1847年生まれ。父方の祖父は、なにごとも軽く受け止めるほうで、陽気でくったくがなかったという。たくさんの子供をもうけ、三度結婚している。母マリーのグンデルト家系を忍従とあきらめに似た気質にたとえると、父方は、自己享楽の傾向をもったといってもよかろうか。さらに敷衍すれば、一方は厳格、片方は陽気であり、ヘッセ自身の相反する気質の存在のルーツを求めることができる。ヘルマン・ヘッセ三人目の妻ニノンの資料によると、祖父カール・ヘルマンは、医者であるよりは、キリスト教徒であり、医師の技よりも言葉の治癒力を信じたとしている。さらに、自己讃美者であったらしい。さて、父ヨハンネスは、思春期には、不安・抑うつ、癇癪の持ち主であった。他家に委ねられ、以後孤独感の強い人格になっていく。この疎外感の自意識は次第に奉仕という方向性をもつ。敬虔主義への信仰であり帰依となる。このヨハンネスも、1865年、18歳、バーゼルの伝道協会に書簡を送り、奉仕の仕事をしたいという思いを告げる。こうして、3年間、伝道学校に学び、さらに1年間働いた後、ハイルブロンに招かれた。22歳であった。そして、彼もまた、インドに赴くのである。その意欲には並々ならぬものがあった。しかし、慣れない気候などが重なり、ひどい衰弱に陥っていく。帰国後、かくて、グンデルト家との出会いとなる。1874年、ヨハンネス、そして、マリーの婚姻に至るのである。

Ⅲ 『車輪の下』（2）

『車輪の下』（Unterum RAD）は、1906年に出版された第二の長編であり、ヘッセ文学中、もっとも親しまれている小説の一つである。神学校時代を中心とする自叙伝的物語である。ほとんど、私小説に近いものといってもよい。少年時代の喜びと悲しみ、希求と絶望とを切実に訴えたものであった。作品では、主人公ハンスに母親がいない。母が居ないために自滅してしまう。ここは現実と異なり、当のヘッセ自身は、母によって絶望から立ち直ることができた。作品では、魚つりを愛する素朴な自然児ハンス、詩をつくる早熟な文芸家ハイルナーに、ヘッセ自身の性情と運命を重ねている。作品では、ハンスは、明らかにいわばノイローゼと思われるふうに描かれ、勉学に耐えられずゆううつな日々をすごす。ハイルナーは、反抗を顕わにして脱走する。この二つの個性がヘッセそのものであった。

子供らしい喜びを封じられ、ひたすら知識の詰め込みを強制される。さらに、高度な授業と、きびしい規則ずくめの寮生活によって圧迫は加重されていく。学校と、特に父親が、いわば重い「車輪」を自覚せず、その「下」敷きになっている子供は蹂躙されるという物語である。

晩年のヘッセは、「私はあの成長期の危機を描いた。学校、神学、伝統、権威などの力に、ハンス・ギーベンラートは屈服する。この力に対して、いささか、弾劾者、批判者の役を演じた」(5)と、作品を評している。

作中の精神医学的にきわめて興味ある場面を引用して、ヘッセ心性を探ろう。

ハンス少年は、難関のマウル神学校に見事に入学する。しかし、日々の充実のなかで、自然児ハンスは次第に自己を失い、自我拡散にいたる。自分自身ではない行程に乗せられているという、あせり、不安、ゆううつは日増しに募る。友人の輪に振り回され、跳ね飛ばされていく。ハンス少年は終日、現実に対応できず、ものうくぼんやりの状態であった。その頃のある授業中、妙な出来事が起こった。問題のエピソードは次のように展開される。(2)

「教授がハンスを呼んで訳を命じた。彼は座ったままでいた。〝どうしたというのだ？　なぜ、君は立たないのだ？〟と教授は怒ってどなった。ハンスは動かなかった。まっすぐベンチに腰かけたまま、頭を少し垂れて、目を半ば閉じていた。名をよばれて夢から半ばさめたけれど、先生の声がはるか遠いかなたから響いてくるようにしか聞こえなかった。隣席の生徒に激しくつつかれたのもわからなかった。それはしかし彼には何のかかわりも持たなかった。彼は他の人間に取り囲まれ、他の手に触れられていた。他の声が彼に話しかけた。言葉を発せず、ただ、泉のように深くやさしくざわめく、近い低い声が話しかけた。それから、たくさんの目が彼をみつめた……見慣れぬ、予感にあふれた、大きな、輝く目が。

〝ギーベンラート！〟と教授は叫んだ。〝君は眠っているのか。〟ハンスは静かに目を見つめ、頭を振った。〝眠っていたのだな。それとも、どの文章を読んでいるか、言えるか、どうだ？〟ハンスは指で本の中をさした。彼はどこを読んでいるかよく知っていた。〝じゃ、今度は立ち上がるだろうな〟と教授はあざけるように尋ねた。ハンスは立ち上がった。……〝君は具合がわるいのか。ギーベンラート〟〝いいえ、先生。〟……時間の終わりに教授は彼を招き寄せ、目を見張っている仲間の間を通って、一緒に連れて行った。〝さあ、一体どうしたのか、言いなさい。眠っていたのじゃないね？〟〝いいえ。〟〝名を呼ばれた時、なぜ立たなかったのだい？〟〝自分にもわかりません。〟〝それとも聞こえなかったのかい？　君は耳が遠いのか？〟〝いいえ、聞こえました。〟〝それでも立たなかったのだね。その上、あとでいやに変な目をしたね。一体なにを考えていたのだい？〟〝なにも考えていませんでした。ばくは立とうと思っていたのです。〟〝なぜそうしなかったのだい？　やはり具合が悪かったのかい？〟〝そうとは思いません。どうしたのか、ほくにもわかりません。〟〝頭が痛かったのかい？〟〝いいえ。〟……

そこには校長が郡の医師といっしょに待ち受けていた。ハンスは診察され、根掘り葉堀り聞かれたが、なにもはっきりしたことはわからなかった。医者は気のよい笑いを浮かべて、たいしたことじゃないと考えた。〝こりゃ、ちょっとばかり神経に関することですな、先生。〟と彼は穏かに忍び笑いをした。〝一時的な衰弱――一種の軽いめまいですな。この若い方は毎日戸外に出るようにしなければいけません。頭痛に対しては適剤をすこし処方しましょう。〟(2)」

Ⅳ　退院要求（1992年、シュテッテン）(3)

1892年、ヘッセ15歳、ついにマウルプロン神学校を逃げ出す。時に、3月7日であった。翌日に発見され連れ戻されている。その直後の父への手紙には、自分が23時間、ブルテンベルグ、バーデン、ヘッセンを歩き回り、夜の8時から、朝の4時半まで零下7度の下で野宿したことを正確に書き送り、自分をこれまでどおり愛して欲しいと訴えている。さらに、1週間後の手紙には、「僕は病気ではありません。ただ、いままでになかったほど身体の衰えを感じるのです」と書きしたためている。この抑うつ状態を、ヘルベエークの詩を引用し心情を吐露している。

〝私は夕焼けのように消えていきたい、最後の灼熱とともに消える一日のように。〟

詩人になるか、でなければなんにもならないと言い続けるヘッセ、学校を飛び出したもののさてどうするか。彼にその道程を指示する人は、もはや家庭にもなく、どこにもいなかった。自分一人の道であり、しかも、外界ではなく、の内面への道であった。彼のこうした詩人的な内向性は、世間にとっていよいよ扱いにくい人間となっていった。そこで、母マリー・ヘッセは、ヘルマンを牧師ブルームハルトのところへ連れて行くことになった。ヘルマンに憑いた魔を祓いのけようとした。このブルームハルトは、有名な、魔を祓うことができ、精神病をなおすことのできる牧師として広く知られていた。ヘルマンの両親も彼をよく知っており、その精神療法に多いに期待したのである。しばらくは、なんとか過ごしたが、やがて、頭痛と不眠に悩むようになっていく。6月21日の朝、母マリーは、ヘルマンの居たボルから、「ヘルマンが自殺を企てた、すぐに来られたし」の知らせを受けた。母マリーの心痛は頂点に達し、一人での旅立ちはできなかったほどである。監禁状態のヘルマンは、陰惨な表情で母を見た。ブルームハルト牧師は、母の教育が悪い、即刻、シュテッテン・イム・レムスタールの神経科病院、ゴットロープ・アーダム・シャル牧師のもとに連れて行け、と指示する。このシャル牧師のほうは、信仰の道は説かず、菜園の仕事を与えた。いわば、作業療法を科したといえようか。ヘルマンはしだいに元気を回復し、食欲、睡眠とも改善していった。9月11日の父母に宛てた手紙をみると、両親に対する懇願として、幼少ヘッセが驚くべき名文で、すでに、かなり自分を取り戻していることがわかる。手紙の冒頭では、単なる子供としてのヘルマンではないことを示したかったのか、LEと書き、通例の「ご両親様」を用いている。

「……(今)死んだような荒涼とした空しさがあるだけです。逃げ出すとか、ここから追放されるように仕向けることもできるかもしれません。安らかに首をくくるとか、なにかできるかもしれません。……パパはどっちみち、僕を家から投げ出した時より、もっと怒り狂うでしょう。……こんな状態でシュテッテンにはけっしていられないことは、確かです。……絶望や犯罪に落ち込むのに医者や両親の手を借りる必要はありません。……僕など居なくてもよいのなら、精神病院のなかの息子は、なおさらなんの役にもたたないでしょう。……僕は返事を待っています。僕は少しだけ期待しています。でも何を……馬鹿馬鹿しい!」[3]

ここで、当日父からの手紙を受け取ったらしくいちおう、一区切りをしたのち、少々筆致を変えて書き続ける。

「……そう、僕は今全く別の人間です。あなた方は、よりよいものがあると考えています。僕は全く違ったふうに考えています。この人生を投げ捨ててしまうか、さもなければ人生から何かを得たいと願うのです。パパは、このシュテッテンが最良の場所だと言います。……あなた方は、僕を確実に厄介払いできるからです。……僕のこころを満たすのは、カルプへの郷愁ではなく、何か真実なるものへの郷愁です。……シュテッテンのヘルマンは、あなた方にとっては他人なのです。あなた方の息子ではないのです」……「僕はむりやり列車に乗せられて、ここに連れてこられました……もう二度と世間を煩わせることはありません。ヘルマンはあなた方にとっては他人なのです。あなた方の息子ではないのです。……シュテッテンは世間の外にあるからです。僕はこれから先も服従しません。……パパが、〝信じておくれ、私たちはお前のためによかれと思っている〟と何回繰り返しても、そんなことがなんの役に立つでしょう……僕の15歳という年齢にもかかわらず、自分なりに一つの見解を持つことにしているからです。少し神経を患っている以外はかなり元気な若者を、精神薄弱やてんかん病患者のための治療施設に入れて、……むりやり、愛と正義に対する信念を、そして神への信仰まで奪うことが正しいのですか？……あなた方は、おそらく、お前には責任はないのだと言うでしょう。……しかし、被害を蒙っているのは僕なのです。私たちが両親で、お前は子供なのだ。それが全てだと言うでしょう。僕は人間です。一個の人格なのです。……」

このような、両価性に満ちた、甘えと反抗、攻撃のなかに秘められた依存と要求が、15歳の思春期心性として、見事に展開されている。さらに3日後の手紙にもより対決をせまる興奮を書き綴っている。

「……あなた（父ヘッセ）と僕との関係は、ますます緊張の度合いを増すようです。もし僕が敬虔主義者であって人間でなかったら、……あなたと折り合うことができるでしょう。僕について、あなたに責任があります。ヘッセさん、僕から生きる喜びを奪い取ってしまったあなた。〝愛するヘルマン〟は、別人になってしまいました。厭世家に。両親のある孤児に……。早く破局が来るといいと思っています。せめて、アナーキストでもいてくれたら！……囚人H・ヘッセ　シュテッテン刑務所」

この手紙にも、書き出しは、父に対して、「尊敬する方」で始め、duではなく、Sieを用いている。

V　考察(3)

ヘッセ幼少から、思春期における心性を精神医学的に追求し、自我同一性障害としてまとめてみた。ヘッセは祖父ヘルマン・グンデルトの語学の達人の威光を目の当たりにし、神秘的な感化を受けた。早くから、魔術師になりたいと言った。その願いが、詩人につながっていったのはうなずけるところである。13歳時、ヘッセについて今日有名になっている、「詩人になりたい、さもなくば、なににもなりたくない」は、人生最大の眼目となる。この詩人になりたいという希求が、実生活の現実との葛藤の源であり、自我同一性に対する、抑圧、拡散、混迷に至らしめていく。

ヘルマン・ヘッセは1877年に生を受け、世紀末のヨーロッパの不安定な情勢に、幼時期を過ごした。自分は詩人になるか、さもなければ、なににもなりたくないという心性は、ことごとく思春期・青年期に、周囲からの抵抗に直面する。否が応でも、単なる文学少年にとどまることは許されず、宣教師家系、敬虔主義者一族として、現実社会への対応を余儀なくされた。この事態は、終生ヘッセを悩ますことになる。詩人に始まって、本稿の主題となる「ガラス玉遊戯」という結実も、究極的には、創造的虚構の世界であり、詩や音楽、名人芸という未来に設定された非現実社会であった。内面に向かう一つの真実は、終始、両極的対立の昇華融合でなければならない。今、歩み始めたヘッセ少年は、激動の世界の近づくのを予感したかどうか。カルプの深い森林、深く静謐な湖水に囲まれ、奔放な情動のおもむくまま、母を悩ませ、父を激怒させる幼児。はやくも、自分であることに強い抵抗を受ける。その様態は、母マリーの書簡をすでに示した。切実な訴えが手に取るように書かれている。

ここで、いわゆるアイデンティティ（identity、Identität、同一性）について、一般的に思考しておきたい。エリクソンの提唱したこの精神分析的概念は、いまや広く使用されているが、当時、19世紀末には、おそらく、一般的なものとしての認識には至っていなかったものと思われる。ヘッセ自身、すでに当時、いわば先駆的存在であったといってもよい。他者と自分との異なり、つまり、真の自分、自分であること、主体性である。これが、個々に自覚された感覚とならなければならない。そして、自分を取り巻く環境、さらにより広く社会に是認され、役割と連帯感のハーモニーのなかに確立されて、はじめて同一化が果たされていることになる。同一化という主題は、終生続くものでもあるが、思春期、青年期の課題として、特徴的である。少年ヘルマンは、祖父や父と同様に新教の牧師になるように決められていた。そのためには、まずマウルブロン神学校に進まなければならない。故意に親元から離されたヘルマンは、それでも難関を突破して１８９１年、二番という好成績で入学を果たした。しかし、ヘルマンの心は、美しい自然のなかで、次第に反対の方向に加速し、反抗を増大させていく。先に述べたようにまるで、現代の受験地獄のさきがけの典型である。すでに、１８００年代末期に天才ヘッセが身を呈して例証しているといってよい。この同一性障害は、具体的な精神疾患としてどう位置づけられるであろうか。自我同一性は、だれにも、どこにもみられる心の方向である。ヘッセという逸材は、通常の域を超えてこれが障害となった。ヘッセは、心身のバランスを失い、頭痛、不眠に悩んだ。挙句の果て、抑うつ反応から、自殺企図に及ぶ。この間のいわば病態を、『車輪の下』の主人公ハンスに典型的に描写された。『車輪の下』は、ヘッセ29歳の作であることを思うと、自己体験をきわめて客観的に見返していることがわかり興味深い。その時、少年には意識はあり、授業の進行も知っていた。ただ、呆然としていた。眠っているのかと問われている。現代的に、疾病分類ICD-10にこの状態を求めれば、神経症性障害、ストレス関連性障害、および身体表現性障害に該当する。そのなかで、一過性の少年期・青年期にみられる解離性昏迷や、トランス状態を、ヘッセ自身が体験したのではなかろうか。もちろん、創作の人間像であってなんら差し支えないわけではあるが。

一方、「退院要求」という項を設けて、きわめて印象的なヘッセ若年の書簡を検討した。ここには、驚くべき文才、ひらめく才知が披瀝されている。強烈な甘え、肉親へのいわば脅迫的懇願、慇懃無礼、思春期のアンビバレンツなどが、とても15歳とは思われない筆致で切々と展開される。すでに、同一性障害に悩んではいたが、十分、文筆家として通用する萌芽をみることができる。

ヘッセ研究のなかで、町沢、[4]高橋[6]は、ヘルマン・ヘッセを精神科診断の方向から分析している。前者は、境界例として診うるか、後者は、分裂病の発病過程との類似性を検討している。一般に、状態をそのまま経過の中でみるか、疾患単位に当てはめ、精神科独特の一生一診断的にみるか、学者によって、あるいは、その時点での診断・分類によって、異論を生む。筆者は、ここでは、自我同一性障害として、ヘッセ研究の出発とする。精神科診断は、その時代の文化・社会構造によって、変動を余儀なくされるであろう。ヘッセの創造を考える時、この同一性障害は、思春期・青年期は言うに及ばず、終生、ヘッセ心生の根幹であった。「詩人」としての同一化なくして自分はなかった。創作によって、自己を確かめ内面への道を歩む。そこには、すでに詩人への十分な萌芽をみることができる。しかし、このみずみずしい若葉の前に立ちはだかる嵐によって、ヘルマン・ヘッセは、懊悩する。次回の考察に続けたい。

本論文の要旨は、第48回、第49回、日本病跡学会総会(高松、東京)において発表した。

引用・参考文献

(1) フリードマン、R.(藤川芳朗訳)『評伝ヘルマン・ヘッセ――危機の巡礼者(上)』草思社、東京、2004
(2) ヘルマン・ヘッセ(高橋健二訳)「車輪の下」『ヘルマン・ヘッセ全集2』新潮社、東京、1957
(3) ヘルマン・ヘッセ(ヘルマン・ヘッセ研究会編・訳)『ヘッセ魂の手紙――思春期の苦しみから老年の輝きへ』毎日新聞社、東京、1998
(4) 町沢静夫「境界例と創造性」病跡誌、34:30-37、1987
(5) 高橋健二「ヘルマン・ヘッセ」『ヘッセ研究』新潮社、東京、1957
(6) 高橋正雄「『車輪の下』について――分裂病発病過程との類似」病跡誌、41:2-8、1991

(初出)
日本病跡学雑誌 第72号(2006年12月25日)

ヘルマン・ヘッセ『ガラス玉遊戯』への軌跡
―その精神医学的考察―（2）ヘッセ、精神分析に対峙

1916年、ヘルマン・ヘッセは、ユングの弟子、ラング博士から、最初の12回の精神分析をうけた。当時、ヘッセは極度の精神不安に陥っていた。折りしも、ヨーロッパの国際的な情勢は急を告げ、第一次大戦の最中にあった。自らの創作活動は、自らが招いた不如意の誤解と偏見の渦に翻弄され、ヘッセは、アウトサイダーという汚名と屈辱のなかで懊悩する。自分自身を失い、ブロム剤を服用し、不眠と戦っていた。すでに以前から、ヘッセ自身、心理療法には通暁し、すばらしい洞察をもっていた。問題の精神分析については、「芸術家として、受けるべき主題」として捉えていた。魂の最深層を探求する内面への道として、精神分析は、不安と抑圧の正体を解明する。そして、生活と個性の重要性が明確になり、自己形成の欲求が高まるという。ヘッセ自身、当時既にその過程のなかで、自己治癒という方向性と、その了解に達していたとみることもできる。1919年、作品『デミアン』は、シンクレールという無名の作家の名で出版された。この電撃的に結実された作品の周辺を探りたい。

はじめに――生活と時代背景――(1)(2)(3)

1）詩人の誕生

承前。「自我同一性障害」として、マウルブロン神学校を飛び出し、精神療法に委ねられ、心身ともに疲弊し、自殺企図に及んだヘッセについて、前回報告した。時に、1892年、15歳であった。その後、カンシュタットの高等学校に入ったが、1年で退学。エスリンゲンの本屋の店員となったが、わずか三日で逃げ出している。家に帰り、やむなく父の仕事を手伝う。ついで、カルプでペロットの工場の見習い工となり、搭の時計の歯車磨きを一時やっている。翌年、チュウビンゲンのヘッケンハウアー書店の見習い店員となって、1895年、ようやく一応の落ち着きをみせるようになり、詩や散文の創作がみられてきた。ヘッセ、18歳である。1901年、『ヘルマン・ラウシャー』を刊行。詩集を母に捧げている。しかし、母はその直前に死去している。その頃から、ヘッセのいわば放浪の旅が始まる。スイス・イタリーへの旅を重ねている。

1904年、『ペーターカーメンチント（旅愁）』を、ベルリンのフィッシャー出版社から出し、一躍文名を高めた。翌年、これで、バウエルンフェルト賞を受賞する。時に、27歳であった。ここで、最初の妻、マリア・ベルヌウイと結婚する。その秋、ボーデン湖とライン河との境界にある農漁村ガイエンホウフェンに住んで創作に専念する。『車輪の下』が出版されたのは、2年後で1906年。この頃、多くの随筆を書いている。翌年の1907年、30歳になって、雑誌「三月」の編集者の一人となり、初期の著作の多くを発表した。

31歳、『隣人』を発表。1909年、ラーベをブラウンシュバイクに訪ねている。翌年、『ゲルトルード（春の嵐）』を出版し、この頃、音楽家たちとの交友がみられる。ことに、スイスの作曲家オトマール・シェックと親交を重ねている。１９１１年、メーリケ詩抄を編集したのち、東方への旅に出発する。紅海、シンガポール、南スマトラ、セイロンに足を延ばし帰国している。１９１３年に、『インドから』を刊行しているが、インドには入っていない。戻って、１９１２年、スイスのベルンの近く、画家ベルチーの別荘を借りて住む。『ロスハルデ』は、この『湖畔のアトリエ』の別名のある小説である。そして、いよいよというべきか、１９１４年、第一次世界戦争が勃発する。

2）第一次対戦勃発(3)

１９１４年６月28日、この日曜日の朝、オーストリアの皇太子夫妻が、ボスニアの首都サラエボに立ち寄ることになっていた。当地において、ハプスプルク家の栄華を称える群衆は、ギリシャ正教徒のセルビア人、ローマン・カトリック教徒のクロアチア人、回教徒などであったが、「万歳」を叫ぶ一律の群衆とは言えなかった。歴史の歪は、次第に暗雲をはらむ無気味な時となっていた。サラエボに到着した夫妻は、ボスニア・ヘルツエゴビナ総督に迎えられた。この時、群衆のなかから、爆弾が投じられた。幸い皇太子は無事であった。しかし、これで事は終わらなかった。途中の道筋の変更は徹底されず、銃弾が皇太子夫妻を再度襲った。両人の絶命は、ここに、第一次世界大戦へと加速していくことになる。ヘッセの母国ドイツは、バルカンのスラブ民族の拡張に神経をとがらせていたが、オーストリアの強い要請を受けて、戦争に踏み切ることになった。

3）アウトサイダーとして

この頃のヘッセを、彼の書簡[5]を見ながら振り返ってみよう。１９１４年、ベルン発父ヨハンネス宛の手紙（9月9日）には、息子3人とミア（ヘッセの最初の妻マリア・ベルヌウイの愛称）に囲まれ、一家団欒の様を伝えながら、次第に戦争の押し寄せる不安と生活困窮の様子を書き送っている。お金が不足気味であること、銀行が封鎖されているらしいこと、ガイエンホウフェンの人たちの戦死のこと、ベルン、バーゼル、チュウリッヒの人たちがスイス軍に入隊しているなど、こと細かに記している。同年8月29日には、ヘッセは当地の領事館で国民軍の徴兵検査を受けたが、極度の近視のため兵役猶予となっている。このことは、自ら戦争に加担し得ないことで、余計に、焦燥不安をかきたてられる要因となった。加えて、自国外にあって、母国を擁護する発言がかえって母国の人たちに反発をかっていく。かくして、ロシアの南部ヨーロッパへの圧力、イギリスの強大さに対する不安は各地に次第に高まっていた。

ヘッセ自身けっして反戦運動に加わっていたわけではない。後に親密な友人となるフーゴー・バルは、ドイツ内にあって活動していた。その点、国外にあり、官憲の及ばないところにありながら、派手な運動などはせず、むしろ、捕虜収容所の慰問、そして、それに関連する仕事に加わったりもした。ただ、あの有名になった記事、あの短いアッピールがことを複雑にし、のちのちにわたって、ヘッセの上に重く覆いかぶさっていくのである。１９１４年1月3日、新チュウリッヒ新聞の短いアッピール、〃おお、友人たちよ、その調子はやめよO, Freunde, nicht diese Töne〃は、驚くほどの反響に至ったのである。おそらく、詩人ヘッセは、普遍的な人間性をこめて呼びかけたのであろう。いかに政治の情勢が狂信的なカオスのなかにあったかが窺われる。ヘッセ自身は、その書簡にみるかぎり、どっちつかずの心境にあったことが窺われる。戦争に行った知人に深甚のねぎらいをした。勲章をもらった友人を賛美した。そして、流血を悲しんだ。非政治的人間としての戦争反対を唱えもしたのである。二度にわたって国民軍に志願した。ドイツの参戦は、大きな視点の必要なヨーロッパ的安定のために必要な行動であると熱意をこめて書いた。

4）心身疲弊

捕虜のための活動に打ち込むことによって、ヘッセは自分自身の困難な課題を帳消しにしようと、その可能性はないのか、焦燥と不安に駆られる日々が続いた。しかし、同時に自分を取り巻く家族の問題は、さらに彼を苦しめた。戦争直前から最大の心配事だった末っ子のマルチンの病気は極度に達していたし、妻ミアは重い抑うつに終始していた。１９１６年のロマン・ローランへの手紙にも、自分にはもはや私生活もなく、ドイツ人の捕虜に本を送ることに忙殺されている、庭仕事も、書斎も、もはや存在しないと書き送った。さらに、友人の画家ブリュウメルに、自分の心身の状況を書き送っている。(5)「頭痛はひどくはなく、睡眠もとれてはいるが、胃の具合がわるく、焼けつくようです。消化機能が最悪です。ひきしぼられるような痛みが襲ってきます」。こうした状態に重大なショックが追い討ちをかけた。1916年3月8日、ヘッセの父ヨハンネスが亡くなった。この父との晩年は、以前よりも強く結ばれ、二人が、持病のような頭痛、目の障害、不眠などを共有していたのである。

I　父の死、そして、「精神分析」へ

1）父の死の意味

『評伝ヘルマン・ヘッセ』[2]から、父の死の意味を抽出してまとめてみたい。1916年3月8日、ヘッセはチュウリッヒの駅頭で、父の死を告げられた。ヘッセは呆然となり、どうしたらドイツへいけるか、居住地のベルンでパスポートを取得しなければならない、喪服そして、写真も要るだろうと、つぎつぎに思いは空回りし、落ち着きを失ってしまっていた。

それでも、父は今、自分の憧れていたところへ行けたのだという思いにやっとたどり着いた。父を理解している人は自分だけである。それは、自分も父も誰にも理解されなかったことで、父と今、一緒になれたという思いがこみあげた。

ヘッセは、その手を父の冷たい額にあて、幼時、いつも父にしてもらった両手と額を思い出していた。今、父の冷たさは感覚の本質となっている。生のすべての苦しみも矛盾も今は消えて、安らぎとなっている。いつも安らぎを知らぬ彷徨へと駆り立てられた息子にとって、それははじめ

て見る対極的な安らぎであった。

14年前、ヘッセは、愛する母の葬儀には帰らなかったことをここに思い起こす必要がある。ヘッセ自身、母とは異なり、すべてにおいて、徹底的に父には反目した。自分の進むべき道をめぐって、ぶつかりあい、父をわからず屋として軽蔑した。今、やっと、自分の出自、故郷の意味、そして、挫折の時の父の存在が、ヘッセと父を強く引き寄せた。それを果たすことができた今、父はこの世の人ではなくなった。かつて、ヘッセは、自分の出自を思うこともなく、故郷からの脱出を求め続けた。しかし、父のこの死によってやっと存在と運命を神の摂理として受け止めることができた。自由への脱出は、故郷や家族の喪失でもある。絶対的な自由は、父の死と同義であり、新しい誕生の前段階である。

父親の葬儀が終わり、戦争という現実に戻されたヘッセは神経をすり減らし、頭痛、咳き込みなどに苦しんでいた。妻のミアは完全に衰弱していた。家族の崩壊という差し迫った困難にヘッセの処理能力は乏しいものであった。この頃も、彼は、イタリア語圏に保養したりしているが、彼自身、決して保養のできる状況にはなかった。転地、現実からの逃避はなんの役にも立たなかった。ひどい抑うつ状態に陥っていた。本格的な治療が必要であった。

2）治療施設ゾンマット(4)

1916年、5月7日、ゾンマット療養センターより、友人シェーデリングに宛て(5)、極度の精神不安に陥っていて、狭い地獄のようなトンネルから這い出すことができないあわれな自分を嘆いている。心の傷からの脱出は困難であり、変貌していく以外に道はないと書いている。さらに、次の手紙にも、新しい目標をもっとはっきり見定めるまでは、もう二度と生きることも行動することも創作することも始められない。それらは、まだ遠くの山の上の雲に包まれていると書いた。抑うつ状態と思考される。

10日後、ベルティ夫人に宛て、今身体に対して、電気療法を受けているが、それは副次的なもので、不眠に対して、ブロム錠を服用せざるを得ないが、この方もたいしたことではなく、私の心のなかで大きくなっていく内的な変調と崩壊が問題なのだと書き送った。その裏には、「世間」という戦争の現実から、真の自分をしっかり掴み、新しいものへの展開を希求する不安も述べられている。この4月から5月にかけて、ルツェルン近郊のこのゾンマットの診療所で、J・B・ラング醇士により、最初の12回の分析療法を受けた。このラング博士は、C・G・ユングの弟子である。ゾンマットの療養所を出てからは、毎週ベルンから、ルツェルンへ通院している。

3）ヘッセ「精神分析学」を考察する(6)

１９１８年のエッセイ集『考察』に載せられた「芸術家と精神分析」は、時代の要求を超えて、芸術家自らの創作活動に及ばす影響がいかに大であったかを窺うに足る論述となっている。ヘッセがこの冒頭に言っているように、もはや喫茶店で語り合えるような軽い話題ではなくなった。多くの芸術家は、自らが神経症をもっているので、その心理学的分析の理解は、当然個人の上に、そして、創作の深みへの要求となっていったのは必然であったという。ヘッセ自身は、すでにこのエッセイを書く2年前に、前項の終わりに触れたように、最初の分析療法を受けており、身をもっての体験があった。したがって、自分が直感的な知識として、無意識の領域について部分的だとして断りながら、分析学者のなかですでに確立されている体系であることを是認している。しかし、この精神分析を評価しながら、なにか、もう少し実感のない、遠慮がちな評価を推し進めているような論及が続く。自分にとっての生涯の方向をもつ詩作の上において、自分がもう一つの鍵を得たのであり、それが魔法の鍵ではないにしても、有用であり、優れた道具であるという。しかし、ここには、分析の効用と成果を、なお自分のものとしていない、やや冷ややかな対峙的視点が吐露されていると読むことができるのではなかろうか。ただ、抑圧、昇華、退嬰などのメカニズムを、われわれに納得させる明確な図式として肯定してはいる。こうして心理学が確かに身近なものとなってきたが、そうかといって芸術家の創作にどのように応用されるのか疑問の残るところであるという。詩人というものは、あくまで夢見るひとであり、分析者は、詩人の夢の解説者である。どんなに分析学に通暁しても、あいかわらず夢見るのが詩人である。自分の無意識からの呼びかけとして詩作を続けるだろう。少なくとも、すぐれた詩人はそうするだろう。分析をよく知り、関心をもつ必要性は言うまでもない。以上のように、分析学が創作の質を向上させるとまでは言っていない。役立つという視点を述べているとも取れる。次に、ヘッセ自身のことを暗示させるような言が続く。自分自身が職業に対して不信感をもっている、つまり、まずしい想像力に疑問をもち、もう一人の自分が、市民的な世界観と教育を正当なものとして、自分の仕事は単なる虚構の創造にすぎないことが露見されるという。しかし、分析学を擁護し、作家が捏造行為としか考えなかったことを、最高のものだと説いているのも分析学の効用であるとも言っている。

それでは、はたして、分析を受けた当の本人の分析体験をどう評価しているのであろうか。やや公式的記述であるが、次のように述べている。記憶と夢と観念の連合である魂の最深層を一定期間真剣にたどった者は、「自分自身の無意識の領域に対する、以前よりもはるかに親密な関係」を得ることになる。そして、以前にもまして、密接で創造的で情熱的な、意識と無意識の交流を体験することになる。普段は、「意識下」にとどまり、意識されず、夢のなかにだけ現れるものの多くをはっきり意識するようになる。最初の段階において、ひとつの強烈な体験であり、個性を根底から震撼させる体験である。精神分析による徹底的な自己省察においてのみ、受析者は、人類の進化を身にしみて味わうからである。きわめて強い分析学擁護の展開である。最後に、不安や抑圧の正体が解明されるに従って、これを受けたものの生活と個性の重要性が明確になり、自分の個性を形成したいという欲求が強くなるというのである。芸術家のみが、分析を正しく認識し、自分自身だけがもつ唯一無二の個性の実現を重視するうえに、欠かせないものであるとも言っている。

この「芸術家と精神分析」をここまで読んでいくと、ヘッセ自身が分析を受けていることをもって、けっして創作が強く影響されることはないという反面、分析学が、もはや芸術家にとって必須のものだとも強く主張している。要は、以後の作品にどのような変化が現れたかであり、創作に視点の相違や、詩の世界により深いひろがりが見られたかどうかであろう。

『デミアン』は、こうした背景をもって、1919年、シンクレールという匿名のもと、フイッシャーから刊行された。この作品と精神分析は、一般的には、肯定的に評価されているが、その前に、分析そのものよりも、主として実際にこれを行った医師との良好な交流によるほうが大であったという論考もあり、次項にこれを探ってみたい。

4）分析医ラング博士との出会い（1916年、ヘッセ39歳）(6)(7)

精神分析そのものの影響を云々する前に、分析を行ったラング医師との出会いに触れなければならない。ラングはすでに有名になっていたヘッセとの出会いを、光栄なるものとして受け止めた。先に述べたように、ヘッセ38歳、ラング33歳であった。ラング医師は、巨漢で頑健そのものであったと言われている。また、理知的で控えめながら、意志の強い、目的をやりぬく能力の持ち主であったようである。

以後の分析効果を述べる前に触れておくべきヘッセの論考がある。1925年となっている「神経過敏症の疑いあり」(7)という随筆である。そこに登場するのは、ただ単に医者となっているだけで、これがラング博士かどうかはわからない。しかも、分析を受けた時期よりも、10年近く経って書かれているから、もし、ラング医師であったとすれば、やや回顧的に書かれたものと考えられる。ここには、精神科医そこのけの神経症理解そのものが示されている。特に、心気症概念を十分に自分のなかに捉えていることが窺われ興味深い。

初回、医師に問診を受けるところから文は始まっている。誰しもそうであろう。ヘッセ自身告白しているように、人は心の内面には触れられたくはない。身構えているヘッセ自身を白状するところから始めている。医者というものをまず持ち上げ、なにを言われても落胆することのないよう自らを戒めている。その反面、まるで競技者が対決するような、いわば、対決として捉えていて、問診過程をボクシングのジャブの応酬のように表現している。しかし、ものの何分かあとには、この医師に対して、信頼に似た肯定的な感情が得られたと書いている。つまり、自分を理解してもらうために努力のしがいのある医者であること、精神的価値の相対性を認めている。この代謝障害の専門医に対して、この人となら理解と意見の交換が成り立ちうるという印象が得られたと書いている。身体的所見を述べたあと、いよいよという言い方で、次に予想される心理的側面についての問診に身構えている。医者の診断では、実際の症状に比較して、ヘッセの訴えは大きすぎるというのである。ヘッセ自身が、その苦痛を実際よりも過大に感じているのであると、核心に触れている。実際にもっている痛風による痛みよりも、大きすぎる感じ方である。つまり、自分は神経症患者と診断されたのであるという。ここからが、ヘッセの心の深奥に触れる重要な記述となっている。たちまち医師と戦闘に入ったとして論考する。痛みや苦しみは、心理的に拡大されるのではなく、つまり、肉体的条件に従属する副次的産物ではない。あらゆる病気やあらゆる不幸な出来事や死も、心因性のもの、つまり、自分の魂から生じるのであると反論する。私のなかにある根源的なエネルギーが、自分の肉体で自己表現しているのであると。精神分析的表現と理解を展開する。人間の生活上のさまざまな表現は、すべて魂のその人における表現である。ある酒癖者は酒癖で自己表現をなし、自殺者は、ピストルの弾に凝縮して自己を砕く。医者の治療は、そこに伴う副次的表現を治すに過ぎない。しかし、この医師は期待したとおりの人物であった。彼は反対せず、理解し、私を認めてくれた。立場は異なるが、彼の領域に属している同僚として、理解し、是認してくれたのである。雨が降ろうが、坐骨神経痛がどうなろうと、湯治がどうなろうと、もうかまわない。すでに自己治療の域に達しているかのようである。ノイローゼの症状は、病気ではなくて、どんなにそれが苦痛を伴っても、きわめて肯定的なカタルシスの過程であると帰結している。精神症状の分析的理解に到達された論述として、きわめて重要なものであると言える。

5）創作に対する「分析」の影響

精神分析を受けた後の傑作は、もとより『デミアン』であることとは、すでに大方の認めるところである。大戦直後の発表当時、当時のドイツ青年層に衝撃を与えただけではなく、『デミアン』

はヘッセ自身の作品にある変化をもたらした。ヘッセ自身も変化した。すでに見られていた内面への道は、ますます鋭利な刃物でこころの奥底に達していく。『デミアン』の最初の章は、子供の無意識のうちに強いられていく嘘が分析的に語られる。また本能的に展開される欲情の昇華過程や、真の愛を見出していく背景にも、母への幼時の無意識体験が分析的に示されていると読むことができようか。しかし、ヘッセ自身は、この分析的な無意識の展開にそのままで終わろうとしてはいない。むしろ、精神分析という精神医学の手法にとどまることに満足せず、精神分析そのものが、ただ内面への道として利用されたと言うこともできる。さらに具体的な『デミアン』に書かれた世界の分析、ついで、１９２２年の『シッダールタ（内面への道）』の詳細な分析が必要であろう。ここでは、分析後の変化の概略としてのみ記述しておきたい。

引用・参考文献

（1）高橋健二「ヘッセ研究」『ヘルマン・ヘッセ全集別巻』新潮社、東京、１９５７
（2）ラルフ・フリードマン（藤川芳朗訳）『評伝ヘルマン・ヘッセ――危機の巡礼者（上）』草思社、東京、２００４
（3）江口朴郎責任編集『世界の歴史14　第一次大戦後の世界』中央公論社、東京、１９６９
（4）細川清「ヘルマン・ヘッセガラス王遊戯への軌跡――その精神医学的考察（１）自我同一性障害」病跡誌、72;45-52、２００６
（5）ヘルマン・ヘッセ（ヘルマン・ヘッセ研究会編・訳）『ヘッセ魂の手紙――思春期の苦しみから老年の輝きへ』毎日新聞社、東京、１９９８

（6）ヘルマン・ヘッセ（フォルカー ミヒェルス編、岡田朝雄訳）「芸術家と精神分析」『地獄は克服できる』草思社、東京、pp.91-100、２００１

（7）「神経過敏症の疑いあり」、ibid.、pp.192-199、２００１.

（初出）
日本病跡学雑誌　第72号（２００６年12月25日）

ヘルマン・ヘッセ『ガラス球遊戯』への軌跡

―その精神医学的考察―（3）創作デミアンと精神分析

ヘルマン・ヘッセの作品についての精神医学的考察を、これまで二編に分けて本紙に発表してきた。[2][3]
今回は第三篇として、ヘッセが、実際に受けた精神分析療法が、直ちに上梓された『デミアン』に、どのように反映されているか、すなわち、分析療法の影響は創作にどう表現されているかを探りたい。この作品は、ヘッセの代表作とされ、当時の欧州の若者によって爆発的な反響を得た。ヘッセの心の軌跡が、期せずして社会的な反響を呼んだ。ヘッセ自身は自我獲得の懊悩《おうのう》と、当時の母国ドイツの迷妄の中にあって、より広く深い内在的な統一を目指した。「自分の中からひとりででてこようとしたところのものを生きてみようと欲したに過ぎない」という書き出しは、自我獲得とともに、「殻」という既成観念の破壊を意味している。本稿では、精神医学的分析の上から、『デミアン』をとりまく世界を掘り下げてみたい。

『デミアン』の冒頭に、「私は、自分の中からひとりで出てこようとしたところのものを生きてみようと欲したに過ぎない」と書かれた。なぜ、それがそんなに困難だったのか、エーミール・シンクレールの青春の物語はこうして始まる。ヘルマン・ヘッセが精神分析療法を受けて、最初の、そして、終生の代表作が、かくして展開する。

はしがきには、ヘッセ究極の目標は、おのれの内面への追求であり、自分自身にしか解き明かすことのできない、一回限りの道であると。『デミアン』には、精神分析に対峙し、分析自体をヘッセ自身が評価したその効果が、どのように、価値ある創作への結実となっているのか、精神医学的には、精神分析療法によるヘッセ救済は果たされているのかを問いたい。『デミアン』は、第八章まであり、各章に表題がつけられている。本稿では、著者なりのまとめから同じく八つの内容に分け、多少の解説を加え、分析を進めたい。『デミアン』は高橋健二訳（昭和26年、初版、新潮社[1]）による。

I　二つの世界

ヘッセ究極の主題である二つの世界は、すでに第一章に、「二つの世界」と題されてはじまる。このいわば極性の概念構造は、終生にわたって続き、弁証法的発展を見るのであるが、精神医学的に時に発展する両価性との対比についての考察が必要であろう。

ヘッセの一つの世界は、父の家である。その中にいる自分や母をとりまく愛の世界である。すでにと言うべきか、一方に対峙される世界を別にして、最初の一つの世界に反対の世界の存在を漂わすことで物語は始まる。ありきたりの世界には、賛美歌、厳格な信仰、清潔、善意、尊敬、そして未来に通じる明るい道がある。少年ヘッセは、このいわば陽性の世界になぜ反目したのか。この美しい世界にあって、どうして悪や堕落のもう一つの世界を自分の中に萌芽させたのか。自身の内部の欲求が本来的に存在し、父による抑圧はそのあとに加わっていくのであろうか。より、素因的な反逆心、反抗、否認の血が流れていたのか。

こうして、「私」、シンクレールはいつも二つの世界に隣り合わせに、いや、むしろ、同時に二つの世界に同居しているのかもしれないと言う。たしかに、私は、明るい正しい世界に属している。両親の子供である。しかし、目と耳を向けると、いたるところに別なものがあった。本当は、何よりも好んでいたのは禁じられた世界であった。両親のもとに暮らしていながら、悪と堕落の中にあり、いつか、両親の中に帰っていく日があるのかを問う自分がいると言う。ここには、本来的に自らが望むものが、押し殺され、抑圧されていたことを主張しているように思われる。

ヘッセは、10歳のシンクレールの前に、フランツ・クローマーを登場させる。クローマーは、悪の代表であり、その仲間内では、シンクレールは、異分子である。しかし、自分の中で羽ばたき飛び立ちたい世界は、このクローマーに同化することではないのか。そうすれば抑圧の両親のもとを飛び立つことができる。こうして、悪の世界に住む自分を認められなければならない心性は、悪人ぶることで同居を主張する。その思いの表れが盗みの嘘言であった。「角の水車上のそばの果樹園で、ひとりのなかまと一緒に夜中にリンゴを袋一杯盗んだ。しかもあたりまえのやつではなく、レネット種や金色バルメネ種など、いちばん上等の種類のものばかりだった」。クローマーのゆすりは、陰険かつ執拗に忍び寄る。時には大胆に。小遣いのない子供にとって二マルクのゆすりは更なる罪を呼び起こす。神聖なる家庭に風雨が吹き抜ける。まるで人殺しになったかのような恐怖と戦慄。そのなかで、しかし、かすかな新しい感情を覚えていく。その心理分析の経過が描かれる。かすかな父への反抗であり、復讐でもあるような感情であった。それは、尊厳に対する破壊的行為であったという自覚となっていく。幼時の、盲目的であることを強いられてきた最初の切り込みであった。シンクレールは、不眠、夢魔にさいなまれ、発汗、嘔吐の自律神経症状を呈し、自分を精神錯乱の中にいると感じる。わずかな支えは母のまなざしであり、受容の抱擁であった。今、醜い不恰好な雛が、樹下の奈落に落ちそうでばたばたともがく姿に似ている。しかし、これこそ、自我獲得のあがきであり、出立の瞬間かもしれなかった。自力の離陸は可能であったのか。

Ⅱ　デミアンによる救済

どこか普通と異なる容貌、存在自体に何か通常の少年とはひときわ違う雰囲気をもった、シンクレールよりも年上のデミアンが登場する。授業の都合で、上級下級の生徒達が、一堂に会して講義を聴く時があった。シンクレールは、はすかいにこのデミアンを目撃する。たちまちデミアンにまったく魅せられ、虜になっていく。いわばカリスマ性を持った超人的な資質の持ち主である。そのときの、講義の主題は、旧約聖書のカインとアベルであった。土を耕す兄カインは、羊を飼い神にこれを捧げる弟アベルに嫉妬し殺害し、放浪の身となる。宗教一家の中で育ったシンクレールにとって、カインは強靭な悪であり、アベルはか弱い善であると思ってきたことに疑いは無かった。だが、尊敬するデミアン自らが、カインの悪に懐疑を示し否定すら口外する。デミアン自身にもカインの宿ることをシンクレールは感得する。平凡なありきたりの教訓をあざ笑うデミアン。突然といってもよい速さで、シンクレールの前にあったクローマーは、デミアンの不思議な魔力によって、影すら感じられない存在となってしまった。いかなる魔力によったのであろうか。シンクレールは、突然悪魔の網から解き放たれた。もはや、不安の発作や息詰まる鼓動に圧倒されることもなかった。罪に落ちて苦しめられている人間ではなかった。罪への懺悔のなかで、何よりも、いち早く母に告げなければならなかった。容易に理解されぬままに、シンクレールは、いわばアベルの世界に逃げ帰った。もとの調和の世界に戻った。しかしである。シンクレールは、クローマーと悪魔の手から救い出されたが、それは自分自身の力と働きによってではなかった。今や、父母や、古い、愛する、明るい世界への従属を選んだはずなのに、デミアンの警句や刺激的な言葉、嘲笑と皮肉は、何か、シンクレールを駆り立てる不思議な力となっていく。同じアベルであっても、今のアベルは、カインを宿すアベルではないか。両極の対峙のなかで、相矛盾する二つの極は重なり合い、折り重なった、いわば両価性の実存ではないのか。少年シンクレールは、なお不安と懐疑の道を彷徨する。

Ⅲ　堅信への拒絶

シンクレールは、デミアンによる感化によって、性的な目覚めの時期に到来しているという自覚から、堅信礼を素直に受け入れることに躊躇する日々を送っていた。そして、シンクレールは、デミアンの一挙手一投足に気を配った。その心を体得しようと懸命であった。宗教に対して、もはや、従来のありきたりには退屈し、講義にも心はうわの空であった。物語や教義をもっと自由に解釈し、遊戯的に空想し、解釈しようという思いに溢れていた。デミアンは鋭く宗教の欠陥を指摘し、シンクレールを震撼させる。その神はよいもの、気高いもの、父らしいもの、美しいものであり、高いものでもある。しかし、世界はほかのものからも成り立っている。そして、無造作に悪魔のものに帰せられている世界のこの半分が、ごまかされ、黙殺されている。神を一切の生命の父とたたえながら、生命の基である性生活は黙殺されている。悪魔の仕業だ、罪深いという反論に苛まれていく。神の礼拝とならんで、悪魔の礼拝も行うべきだ、悪魔をも包含する神の創造であるべきだと、デミアンはシンクレールに、興奮の中、微笑を浮かべて力説する。シンクレールは、自分が幼児から体験した自身の神話、明暗、二つの世界、二つの半球の考えを重ねていく。堅信礼の儀式は迫っていた。

デミアンは、「僕たちはすこし喋りすぎた」と、授業時間の前に、いつにない真剣さで語った。おしゃべりは自分自身から離れるだけだ。人はカメのように自分自身の中に完全にもぐり込まなければならないと言った後、異様な雰囲気がおこった。彼の座っている隣席に何か異様なものを感じた。不意に空になったような、冷たいものを感じた。シンクレールはデミアンを凝視する。いつもと異なるデミアン、異様なものが発散している、目を閉じているのか、いや、目は開かれている。微動だにしない、刻まれた像のように、顔は青白く、血の気はなかったが、ひそんだ強い命を包む堅いサヤのようであった。彼は死んでいる、いや、死んではいないと知っている。シンクレールは金縛りのなかで、これがデミアンだと感じる。自己の中に完全に没人している。デミアンは自分の手の届かない遠い島に居る。皆見ているのか、いや誰も気に留めていない。シンクレールだけが知っているように感じた。時間の終わりに彼が生き返り、もとの彼を見たとき、彼はもとのデミアンであった。シンクレールは、自分でもやれるという思いにかられ、デミアンの姿になろうと試みる。しかし、ただ疲れるだけであった。堅信礼は終わった。そのときから、すべては変化した。家族は自分とすでに別の世界に生きている。書物は紙になり、音楽も騒音で、一種の覚醒が自分を包みこんでいく。母の特別の感情だけが自分に迫っていた。デミアンは旅立った。シンクレールは孤独であった。

Ⅳ　ベアトリーチェという化身

ダンテの『新生』という散文は、初恋のベアトリーチェとの恋愛をうたったものではなく、神学の化身である彼女によって、神の恩寵がいかに人間に示されるのかを歌ったものであるといわれている。本章では、ベアトリーチェと題して、シンクレールの前に、美しい、いわばプラトニックな女性像を示しながら、その美女は、同様に化身であり、象徴的な姿として登場する。

シンクレールは、堅信礼の儀式の後、厭世感、空虚、抑うつの中にあった。デミアンに対する畏敬と嫌悪のアンビバレンツの渦中にあって、ひとりの男ベックの誘惑から、限りない汚泥にはまり込む。酒と女であった。無理な男気取り、不良ぶった仕草に明け暮れる。父が現れ、居酒屋から連れ出されたシンクレールは感化院に送られる破目に陥っていく。自虐、自己破壊、悪臭の裏路地から、一方で、小心翼翼、明るい太陽の里に手をかけようともがく。突然という表現で、ここに出拝する姿として、ベアトリーチェが現れる。欲望や衝動を超えた、精神化された容姿の女性像である。その姿は自分のもとに近づけることのできない神聖な対象であった。これを表象化し、崇めるために、シンクレールは、絵をもって試みようとした。しかし、その姿、容貌は、はるかに遠い具象であった。図案、花、空想の小風景に没頭しながら、目指すベアトリーチェを模索する。ある朝目覚めた時、突然その姿を見ることができた。シンクレールに微笑みかける。母のようでもあった。突然右目がけいれんしたと思うと、まぎれもなくそれはデミアンの顔であった。のちのち、シンクレールはその神秘的な画像に見入り、また、次第に変貌していくイメージを感じる。ベアトリーチェではなく、デミアン、デミアンに違いないが、また違う感じもする。そうだ、これは、自分ではないか。わたしの運命、心、そして私の精霊であった。運命と心とは一つの観念を表す名称ではないか、シンクレールはそう思う。われわれの内部に、すべてを知るものがいるというデミアンの言葉がわいてくる。

試験が近づき、父からの叱責も今はなく、ただ周囲からの冷たい目を逃れて、教師からは同情を回復していったが、シンクレールは、非現実世界に住み続ける。

V　アプラクサス、神と悪魔の結合の象徴

「鳥は、みずからその殻を破壊して飛び立つ」と題されたこの章では、表象と知覚が夢を超え、眼前の炎の中に、煙と灰の中に、さまざまの姿かたちを、いわばパレイドリアとして知覚する。パレイドリアは、壁のしみが雲の形に見えるような錯覚であるが、シンクレールの心の中が、表象をそのように知覚する。幻覚ではない。心の目である。夢や限りない空想を持ち続けるシンクレールは、すべてを象徴的に表出されているものとして見る。内面の幻像についても神を思い、悪魔を同時に感得する。彼はその思いに自分は狂っているのか、ほかのひとたちと違うのか自問する。「自分の中からひとりでに出て来ようとしたところのものを、生きてみようと欲したに過ぎない」という言葉は、この『デミアン』に掲げられた副題でもあった。一羽の鳥は誕生のその時、自分の殻を破壊し、神に向かって飛び立つ。神の名前がアプラクサスである。小さい時から、自然を怪異な形で眺めるくせがあった。観察するのではなく、その細部に入り込む。人り組んだ深い

襞、斑点に浸りきる。網膜に映るさまざまな形が、外部に発しているのか、内部に発しているのか、自分の内にあるのか、自然という外にあるのか。奇妙な音楽家ピストーリウスが現れる。

すべての生物は内面より生み出される、論争は限りない。内面、あるいは、内なるものの中で、夢の解釈が問題となる。ある夢の中で、ピストーリウスは飛ぶことができたが、自分で制御することのできない大きな飛躍によって空中に投げ出される。飛行の気持ちは心を高揚させたが、やがて恐ろしい高さに無抵抗に引き上げられ、不安の襲来となる。その時、呼吸の停止と放出とを駆使して昇降を調節していたというのである。この調節器は、ピストーリウスは言う、魚の平衡器官、つまり、浮き袋なんだ、一種の肺であると。シンクレールは進化の初期の機能が自分の体内に働いているのを感じ、身震いする。

Ⅵ ヤコブ、迫害への戦い

シンクレールは、自分をしばしば天才だと見なしたが、また、しばしば半分気違いだと見なす。同年輩の者の喜びや生活を共にすることができなかった。絶望的に引き離され、非難と憂慮に身を苛んだ。ピストーリウスは諌める。生まれつきコウモリに造られているとしたら、ダチョウになろうなどと思ってはいけない。君は時々自分を風変わりだと考え、ひとと違った道を歩んでいる自分を責める。自分たちの神は、アプラクサス、神と悪魔だ。明るい世界と暗い世界とを内蔵しているのだ。普通だったら、君は捨てられる。

そうだというわけではないが、シンクレールは夢の中に、誰にも言えない恐怖と欲望を感じていた。それは、母を抱き寄せようという欲望であった。それは、なかば男のような、なかば母のような大きな女を抱いていることであった。私の秘密であり、隠れ家であった。

夢と同じく、われわれの見るものは、内部にあるものと同一なのである。それ以外に、現実はない。シンクレールよ、この道は、普通ではない、厳しいものだとピストーリウスは言う。授業に戻っていた時、クナウエルという同級生に、シンクレールがひとと違っていることから、心霊主義者かと、いぶかしく尋ねられる。きみが霊と交わりをもっていることは疑いないと。そして、内面を知るために、この子供に語らせる。たとえば、寝入ろうとする時、心を集中しようとする時、一つの名前、幾何の図形を考える。それにできるだけ強くこころを潜め、頭の中に存在することを感じるようにする。全身か満たされていくと、何ものもこの落ち着きを奪えないと。クナウエルに、女と寝ることとの忌まわしさと不潔を口外され、釈然としないまま、彼と決別し、夢の中の女性を目の当たりに描出しようとする。夢想的な短時間、無意識にざっと描いてみた。それを壁にかけ、ランプをその前に移してみた。前のように、それはデミアンに似ていた。私にも似ていた。絵に尋ね、責め、愛撫した。祈り、母と呼び、愛人と呼び、売女、淫婦、そして、アプラクサスと呼んだ。すると、神の天使とヤコブとの戦いについての「なんじ、われを祝せすば、去らしめず」の声が聞こえるようであった。夜中に目を覚ました時、どうも思い出せないが、その絵を焼いてしまっているらしかった。大きな不安とおののきから、戸外にさまよい出た。夢遊病者のごとくさまよい、昔、クローマーに拷問された廃墟のレンガを越えてがらんとした空間に入った時、なんとあのクナウエルに遭遇する。彼が、自殺企図に及んだことを知る。彼を抱きしめ、神は祝福してくれる、それと戦うのだと諭す。

ピストーリウスのあまりにも教訓的な説諭からも遠のき、彼に対して、シンクレールは自分の額にカインのしるしを感じるのである。鋭い悟りがシンクレールを貫く。自分自身を探し、自己のハラを固め、自己の道を進む。未来の幻想をもてあそび、詩人、預言者、画家などは付随的なものにすぎない。自分自身に達するということだけだと感じる。自己の運命に従う、これだけだと。

Ⅶ　デミアンの母、エバ夫人

自分の運命に引かれて、今、デミアンに再会し、そして、永遠の女性エバ夫人に会うことができるとシンクレールは感じる。かつて見たデミアンの母は、シンクレールにとっては、夢像であった。息子に似ていて、ほとんど男のような大きな女の姿。母親らしい表情と、厳しく深い熱情をたたえていて、美しく誘惑的で、美しく近づきがたく、デーモンと同時に母、運命と同時に愛人だった。それが彼女だった。デミアンに再開したシンクレールは、諸々の事柄を熱をおびて語る。近いうちに来たまえと言われ、身震いの感動の中、重要な日が今目の前に開けるのを実感する。玄関に立ち、案内を待つシンクレールは、すぐに夢の中に浸ることができるのだった。黒枠にはめたガラスの中になじみの絵がかかっている。それは、世界の殻から躍り出た、黄金色のハイタカの頭をしたシンクレールの鳥だった。アーチ型の門の上に古い石の紋章のある故郷の生家、この紋章をスケッチしていた少年デミアン、仇敵のクローマーの悪辣な魔力の虜となっておびえていた少年のころ、これらすべてのもの、いまこの瞬間にいたるまでのすべてのものが、心の中に響きかえってきて、しっかりと受けとめられているのだ。鳥の絵の下、開いた戸口に、大きな婦人が立っていた。デミアンの母であった。気品の高い美しい婦人が、シンクレールに向かって微笑を浮かべ、シンクレールですね、すぐにわかりました、ようこそと語りかけてくれた。甘いぶどう酒のようにシンクレールはその言葉を飲み込んだ。彼女の静かな底知れぬ目、みずみずしい口、広い威厳のある額にはしるしがあった。私がどうなろうとも、この女性を現世で知り、その声を飲み、その身辺の気配を呼吸しうる、彼女が母になろうと、愛人になろうと、女神であろうと、彼女が存在するだけでよい、自分の道が、彼女の道に近くありさえすればよい、シンクレールは幸福の中に浸る。

　デミアンは、小さいころ、シンクレールという額にしるしのある少年がいると、母に語った。きっと、友人になれると。そして、シンクレールが、よからぬ仲間に入り、夜の常連になっていると言い、彼のしるしは覆われているが、彼を焼きつくしている、うまくいくまい、そう話していました。シンクレールは、自分はベアトリーチェを知り、一人の指導者といってよいピストーリウスに出会った。はじめて、デミアンからどうしても離れられなかった。私はあのころ、自殺するほかはないと、たびたび思いましたと、語り返した。彼女は、生まれることは困難なことです、鳥が卵から出るのに骨を折ることをご存知でしょうと微笑む。人は自分の夢を見出さなければなりません。そうすれば、道は容易になります。でもたえず続く夢はありません。シンクレールはもう死にたいという思いに駆られた。涙がシンクレールを圧倒した。デミアンの母は、自分のことをエバ夫人と呼んでくれと言う。

デミアンとの果てしない談話の時、エバ夫人も同席することが多かった。シンクレールは彼女の夢をみる。その解釈から、彼女からの暗示のように思われることがあった。しかし、その夢は、彼女によって諌められ諭される。シンクレールは不満になり、欲望に悩まされたりする。もう耐えられないと思うこともある。傍にいながら抱擁もできない。狂おしい気持ちのシンクレールに、エバ夫人は星に恋した若者のことを話す。若者は海辺に立ち、両手を伸ばし星をあがめ、心の思いを星に向けた。しかし、星を抱擁することは人間にはできないということを知っていた。実現の希望がないのに星を愛する運命から逃れられず、海辺の高い絶壁に立ち、なお星をみつめ、星に対する愛に燃えた。あこがれの極まった瞬間、星に向かって虚空に飛ぼうとした。彼は海岸に横たわり、打ち砕かれた。愛することを十分に理解しなかった。飛ぶ瞬間に、実現をかたくしっかりと信じる精神力を持っていたら、彼は星と結びついたであろう。愛は願ってはなりませんと、エバ夫人は語る。
エバ夫人に対する愛は、自分の生活の唯一のものであるが、次第により高い方向にと向かうのが感じられていった。彼女は内心の象徴であり、自分自身の内部に導こうとするものとなっていた。彼女との結合は何か比喩的な形で遂行されるような夢であった。彼女は自分の中に流れ込む海であった。

デミアンが、そのころ、前にも似た姿であるのを目撃する。〝低い椅子にうずくまり、なにか変わった様子で座っていた。両腕をそのまま垂らし、膝にのせていた。目を開き、いくらか前にかがんだ顔は光がなく死んでいた。瞳の中にはガラスの一片のように、ささやかな鋭い光の反射が活気なくきらりと光っていた。蒼ざめた顔は、沈思にふける硬化しきった表情で、寺院の大玄関にある古い動物の顔のように見えた。彼は呼吸していないように思われた〟。時間を超越した姿を、ここに、シンクレールは再び目前にした。瞑想に耽ったデミアンのことをエバ夫人に報告する。閉じこもりですと彼女は答えた。戻ってきたデミアンとの対話の中で、シンクレールは、雲の中に一瞬はっきりと一つの形を見たと言う。夢の鳥、ハイタカだったと答える。運命の中の歩みだとデミアンは言う。エバ夫人に、僕たちは新しいしるしを解いてみたのです。来るべきものは突然来るのですと、続ける。玄関のヒアシンスのにおいがしぼんで味気なく、死体のようにシンクレールには感じられるのであった。

Ⅷ　終わりの始まり

まるで潮のように、またエバ夫人に対する執着が押し寄せる。エバ夫人への愛は再び突然燃え上がる。彼女はすぐに居なくなるのに、何一つ彼女から得ていない、彼女を奪取するしかないとシンクレールは焦る。全意識を集中し、エバ夫人のことを考える。魂を凝集させる。愛が届くように。彼女が自分の抱擁を、キッスを熱望しているのだ、成熟した恋のくちびるを、飽くことなくかき乱すにちがいないという思いに息を詰まらせる。起立したまま、指や足まで冷たくなり、数瞬、心の中に、凝縮した自我の結晶が胸にのぼって来る。エバが現れるという予感に包まれていたが、現れたのはデミアンであった。自分の思いを知っているのかというシンクレールは尋ねる。知っているよと答えるデミアン。デミアンはそこで意外にも、戦争が近いことを告げる。これが、始まりですと言う。エバ夫人は、今日あなたは私を呼びました。わたしは行かなかった。あなたは呼ぶことを知ったのです。しるしを持つ人が必要だったら、またお呼びなさい。沢山の星の下をエバ夫人は王妃のように歩み去る。

みんな祖国と名誉のために出征した。しるしをもった多くの人たちと同じようにシンクレールも兵役に旅立つ。早春の夜、歩哨に立つシンクレールに銃弾がそそぐ。眠りと無意識のなかで、自分を支配する力に従っていることを激しく感じていた。黒い影のなかに、自分に似た自分を導くデミアンの姿が見えるのであった。

Ⅸ　まとめと考察

ヘルマン・ヘッセに関する評論(4)において、常に論じられてきた主題は、極性の概念であり、相反という対極概念においての紡徨、迷妄などであった。初期の代表作『車輪の下』において、現代風の英才教育のもとにあえぐ一少年の自我同一性危機が、見事に描かれた。その思春期心性は分析的には両親による抑圧や、エディプスコンプレックスの様態として極めて典型的なものとしてみることができる。

『デミアン』は、当初、『デミアン、ある青春の物語、エーミール・シンクレール作』(Demian. Die Geschichite einer Jugend. Von Emil Sinclair) という表題であったが、のち、『デミアン、エーミール・シンクレールの青春時代の物語、ヘッセ作』と改められた。

「二つの世界」で始まる第一章は、明と暗を対極とする社会。家庭環境の中で、いわば、父親に対する復讐とさえいえる心性から、シンクレールは精一杯の背伸び、爪先立ちの末、窃盗の嘘を展開する。予想だにしなかった悪のしっぺ返しに懊悩し、心因反応を引き起こす。恐怖、逃避、不眠、自殺願望に打ちひしがれていく。この暗、そして悪の世界への同化による自己主張は、明、そして善の世界への対峙であった。この対極設置は、ヘッセの場合、決して、単純な善の賛美ではなく、より深い人間の内面における統一を果たそうとする前提であろう。悪を押しやり善を浮上させるという単純手法ではなく、対極に置き、対等に評価を試みる出発点であった。そこに前進がなければ、両価性にとどまるであろう。精神病理性は薄いが、分析的には、ヘッセの両親における相反する性格傾向の反映がみられるように思われる。それは、父への反抗であり、母への親和性を出発とするものであった。この間の詳細は、筆者のヘッセ論考(2)において、すでに述べた。

相反する心性を同居させる人格構造、決してそのように単純には表明しえないのであろうが、ヘッセは〝しるし〟をもつ主人公を登場させる。この〝しるし〟は、原書では、〝Zeichen〟と書かれている。デミアンがこのしるしをもつ人である。そして、いとも容易にクローマーという悪を退散させ、シンクレールをもとの世界に連れ戻す。デミアンが、どういう手段でどうクローマーに対したかは書かれてはいない。単なる善の悪への勝利ではなく、しるしをもった者の影響力というように理解される。また、シンクレールと、デミアンは、二つに分断された一つの魂を具象化したものであるから、シンクレールが、苦悩の末、内面への啓示を受けて克服したものともいえる。これは、フロイト流の神話の背景に、ヘッセの敬虔的思想が窺われるということもできる。ここに、言い換えれば、内面の葛藤を表現できるような、新たな言葉の開示、作品の構想、展開に、精神分析が重要な役割を持ったといってよい。ちなみに、エーミール・シンクレールの名前は、ヘッセが、チュウビンゲン時代の最も敬愛していた、ヘルダーリンの友人に由来するペンネームであった。これが後に、シンクレールがとりもなおさず、ヘッセ自身であることが判明したきっかけとなった。(4)

物語は続き、若者の血気から酒と女性への遍歴の末、ベアトリーチェという清純な娘を書き、シンクレールの自らへの気づきと復帰が描かれていく。このベアトリーチェの女性像も決して単純な対比ではなく、自分自身の中にある一方の姿であり、内在するものである。ヘッセ自身、いつのころからか絵筆を持ったが、ここで、ベアトリーチェの顔を目の当たりに描こうとする。しかし、その真の姿は遠く、描くほどに現実の姿にはならない。やがて瞑想の中で、それは、デミアンと重なり、また自分自身の姿のようにも見える。

　少し戻ってカインとアベルの章を見よう。ここには、精神分析の連想や夢の解釈の手法が背景に存在するように思われる。デミアンによって、ありきたりの聖書の内容に反するカインの解釈に、「私」シンクレールは愕然とする。聖書は間違いなのか。善と悪は入れ替わってもいいのか。少年時代に思った明るい父の世界は、軽蔑すべき世界ということになる。シンクレールは、デミアンに遭遇する以前の、認識と疑いと批判とに関する自分の試みは、カインと殺害としるしを出発点としていくように思えてくる。

　音楽家、ピストーリウスは、古代の神アプラクサスのことをシンクレールに語る。アプラクサスは、古代の神で、隠微で世界の霊の総体である。ヘッセ研究[4]によると、一年の日数365を表すところに由来する。光と闇、男性と女性を包括する創造神である。ヘッセの無意識的な性的エネルギーが宇宙的なものに投射されたものであると言われる。そして、男と女、神と悪魔をかねるアプラクサスは、自分の内なる無意識の生命力を肯定させるものであり、生まれ出る時には、一つの世界を破壊しなければならない。これが、鳥の殻を破壊するという出だしのフレーズに象徴されている。飛び出した鳥は、解放されたリビドーである。破壊された殻は、既成道徳の世界である。本能は肯定される。強い分析効果による意識化のようにも解釈されようか。シンクレールには、夢の像から、これを母とし、愛人とし、アプラクサスとも呼んだ。それは、魔性であり、運命でもある。デミアンの母、エバは、生命の根源であり、愛と魂を宿すものである。官能と欲望を、次第により深くに内在する開放的な人間性に向かう。愛の抱擁は祈りとなる。デミアンの自己究明は、対極対比の分裂を統一の方向に、内在する調和へと自己誘導の道を行く運命を見出すのであろう。

最後に、堅信への拒絶としてまとめた章で触れた一過性の変身について考察しておきたい。『車輪の下』には、自分の状態として描かれ、『デミアン』の場合、他者の見た同様の姿であった。両者ともなんらかの意識変容を記述しようとしたものと思われる。その心性は自閉、拒絶、逃避であり、解離性障害に近い。恐らくヘッセ自身の幼児体験に根ざすものであろう。その描写は、意識状態についての鋭い観察と、深い内省を表現したもので、精神医学的に極めて興味深い。

おわりに

創作『デミアン』は、ヘッセ自身への精神分析療法の直後に書かれた作品である。この精神分析の体験がどのように作品に影響を与え、創作の評価に関わりを持ったかを論及した。総じて、その影響は随所にみられるが、分析療法以前の作品との遊離性はなく、ヘッセ自身は、自我獲得への道をすでにたどっており、分析療法を受け、より心の真奥に至る道程を豊かにしたように思われる。無意識、意識下、夢の登場は、自己沈潜から、解脱、昇華の心性をよく描いている。本能の肯定や、隠微な神、悪霊はひとの内部の隠れ場所であり、これを意識下に暴露する。実存と虚構は人物の相反する極性概念の融合であった。これらは、現実への方向性においては挫折するが、本源的なひとの誕生にせまる創造の構築であったように思考される。

参考文献

（1）ヘッセ、H．（高橋健二訳）『デミアン』新潮社、東京、１９５１
（2）細川清「ヘルマン・ヘッセ『ガラス玉遊戯』への軌跡——その精神医学的考察（1）自我同一性障害」病跡誌、72; 45-52、２００６
（3）細川清「ヘルマン・ヘッセ『ガラス玉遊戯』への軌跡——その精神医学的考察（2）ヘッセ、精神分析に対峙」病跡誌、72; 53-59, ２００６．
（4）高橋健二『ヘッセ研究——人間像と世界像——』新潮社、東京、１９５７

（初出）
日本病跡学雑誌　第75号（２００８年6月25日）

ヘルマン・ヘッセ『ガラス玉遊戯』への軌跡
―その精神医学的考察― （4）「シッダールタ」中断の頃

Hermann Hesse：In his way to the Glasperlenspiel ― its psychiatric considerations― （4） Three years break to Siddhartha's completion.

1919年、第一次大戦後、ヘルマン・ヘッセは、創作の遂行を第一義とし、山紫水明の地、スイスはモンタニョーラに居を移し、亡命と称して「シッダールタ」執筆にかかった。ごくわずかの時間で第一部を完成させたが、第二部を完成させるまで三年の月日を要した。この中断をめぐって、これまでに多くの論説が行われたが、筆者は、創作の背景にあったヘッセの生い立ち、遺伝環境要因、自我確立の道程を踏まえながら、戦争反対者としての祖国からの非難、家族の精神疾患、彼自身の度重なる神経症シューブを探り、考察を加えた。

「シッダールタ」は、現実回帰に到達し、統一的な自我確立に至る姿として完結し、当時、一般社会に熱狂的に受け止められた。しかし、現実への道程を創作しながら、ヘッセの作品は詩的構成をもち、非現実的な虚構においてのみ可能なものである。事実、ヘッセの私生活の混乱はなお未解決のストレスとなって持続し、現実世界との融合は真に確立されたものとはならない。自らの懊悩を、当時、一連の精神分析にその救いを求めた。その結果、精神分析は芸術家にとって創作上必要なものと考え、一方、ヘッセ自身の治療にも積極的に応用していたことが窺われる。

はじめに

わが国において、ヘッセ作品でもっともよく読まれるのはこの「シッダールタ」[1][2]かもしれない。「デミアン」もそのひとつであるのは言うまでもない。著者は、本誌にこの第4作の前に、3編のヘッセ論考を行ってきた。第1作では、ヘッセの「車輪の下」に描かれたヘッセ幼少の心的葛藤を自我同一性障害として位置づけた。第2作においては、既に40歳に近かったヘッセが、当時極度の精神不安に落ちいり、精神分析療法を受け、不安と抑圧の正体に向かって、自己追及に向かう経緯をのべた。ついで、第3編において、ヘッセ自身の受けた精神分析の影響が「デミアン」にどのように反映されたのであろうかを追及した。

シッダールタは、はじめ「インドの詩」(Siddhartha, Eine indische Dichtung）という副題をもって1922年に刊行された。この作品は、ヘッセにとっては終生の問題作となっている。したがって、ヘッセ75歳の記念作品集においては、それまでの三つの中篇を合わせた「内面への道」が消えて、「シッダールタ」は独立した。1931年に戻って、「シッダールタ」に「子供の心」、「クラインとワグナー」、「クリングゾルの最後の夏」の中篇三つが加えられ、「内面への道、Weg nach Innen」として合本されていた。

「シッダールタ」は、「デミアン」（1917—1919）に続いて、1919年に書き始められた。時に、第一次大戦の停戦直後の頃である。

「シッダールタ」誕生の時

ヘッセは当時みずから世を逃れて、山紫水明の地モンタニョーラにあった。戦争中、非戦論を唱え、裏切り者として攻撃され苦境に陥っていた。この間のことは、すでに前著に記述したが、ヘッセ自身の家庭的な心労も度重なり、こうした二重苦の中で心身ともに疲労の極にあった。しかし、この1919年、堰を切って「シッダールタ」は勢いを増して執筆された。当時、ヘッセはいわば神経症状態にあり、重症の抑うつ状態にあったとされておかしくないし、そのような記述も少なくない。[3][4]しかし、この強い創作意欲は抑うつに伴う意欲減退の前提に矛盾しないのであろうか。ここにヘッセの逸材としての秘密があり、ヘッセ研究の鍵があるように思われる。先ず当時の書簡から、ヘッセ心性を探りたい。その前に「シッダールタ」誕生についての背景に少し触れる。すでに戦争は終わり、世俗にも堰を切って反動が渦巻いていた。この作品が書き始められたのは1919年、その一部はすぐに完成し1920年には「新展望」誌に発表された。ところが、第二部完成には三年を要したのである。この間を、ヘッセ研究者高橋健二[4]は、第一部のインド哲学、インド宗教の奥義には、すでにヘッセは二十年以上に及ぶ体験から通暁の域にあり、その思想を人物に語らせることはきわめて容易であったろうと言う。しかし、著者も同感であるが、思想を具現し体得するシッダールタを書くまでには到っていなかったということになる。ヘッセ自身、「自分が生活しなかったことを書くのは無意味だ」と述べている。

「神は自我の中にあり」

書簡三篇[5]を示してみよう。

1）1920年、8月14日、モンタニョーラ発信。ヘッセのよき理解者であり、東洋巡礼を共にし、後援者としてヘッセが特に信頼していたラインハルト、G．に宛てた手紙には、このところずいぶんひどい状態で病気がち、疲れはて参ってしまっていると書いた。今、確かに名誉は回復され、なるほどゲルマンの地で指導的な立場になっているようであるが、もう遅すぎると言う。なにごともそうで、何か達成されるその時には、自分の手からするりと滑り落ち、次の努力を強いられるものである。自分の身辺においても、結婚や土地家屋、子供、夫婦生活、旅行、成功の体験すべてがそうであった。ひょっとすると芸術もそういう道をとり、それに変わるものが現れるかもしれないと、不安動揺を隠せないでいる。しかし、ここ数年でもっとも自分を喜ばしたのは、カイザーリングのドイツ語の本にある「神は自我の中にある」という説であった。インドから、ベルグソンにも由来しているこの哲学こそ、自分の三年来思ってきた結論ですとしたためている。なにか、近く新しいものをお送りできればよろしいが、と言いながら、自分の大作「インドの詩」はまだ完成していないと書いている。そして、これは決して完成しないであろう。そのまま寝かせておきたい。ある成長の段階を描き切る必要があるが、自分自身がまだ終わりまで体験していないことを告白している。このシッダールタ第一部はロマン・ロランに捧げられ、ここで中断することになった。このラインハルト、G．に宛てた書簡の結びに、妻との離婚は実現せず、苦労は無駄であった。これを実行すれば、子供たちを深刻な危険にさらすという代償を払わなければならないと、実生活の懊悩を同時にしたためている。

2）　1921年8月15日、モンタニヨーラより、ラインハルト、G．に宛てた手紙。前述の書簡から丁度一年経過している。「シッダールタがこれからどうなるか私も知りたいところです。私は彼よりも少しばかり余分に体験しましたが、その私の体験の結末と結果がまだ見えてこないのです。だから作品の中にもまだ描くことができません。」と書いている。作中の主人公シッダールタはいまだ自己実現の域にはないと言い、ヘッセ自身の思想の具現にいたっていない事を素直に述べたものであろう。そして、「それは個性化への道です。集団的権威などに縛られたものから導き出す困難な内面への道です。それは個人的な敏感な生の細分化なのです。」と続けている。そして末尾には、これをまた全体的な社会や共同体に戻すことになるところがどうしても出来ないと言い、かって自分は精神や芸術の領域でいささか修養は積んできたが、人生の運命途上において、なにひとつ成し遂げてはいない、ただ愛することを繰り返し、賛美しただけであり、生きることが日ごとに限りなく困難になっていくと告白している。シッダールタ完成になお日を要するの実感が書かれている。かなり抑うつ感情の流露が窺われる。

3）　1921年3月21日、モンタニヨーラより、リーザ・ベンガーに宛てた手紙。「…例の〃シッダールタ〃は、つまり、あなたもご存知の第一部のことですが、ある雑誌に掲載されることになりました。この先この作品を書き続けることができるかどうか私にはよくわかりません。ほとんど駄目だろうと思います。いずれにせよ目下のところ私はそれからすっかり離れています。…」。リーザ・ベンガーは、作家であるが、ヘッセ二番目の妻の母親である。ここでも、「シッダールタ」第二部への苦難の道が吐露されている。

シッダールタ、インドの詩

この作品の概要をたどってみよう。シッダールタはバラモン（Brahmanen）の美しい子供である。その友のゴビンダとともに育った。学者である父、慈愛に満ち溢れる母の元でなにひとつ不自由なしに育つ。早くから、知に渇いた子は賢者の談話に加わり、論争の術を覚え、ゴビンダとともに成長する。ゴビンダは世のありふれた権威や経典に決して甘んずることのないシッダールタを見抜き、すべてを共にしようと思う。シッダールタはこの満足すべき父母の周囲に早くから満足せず、独自に離脱への萌芽を見せてくる。真の「我」に向かい出立する。苦行の巡礼者（Samanas）のもとに行くことを決心したシッダールタ、これに追従するゴビンダ、解脱への旅立ちを父に直訴する。母に別れを告げ、森の中の幸せを見出すべくゴビンダとともに出立する。沙門たちのもと、シッダールタは断食のなかで滅我の境をさまよう。呼吸をわずかなものにし、とめる修練に入っていく。瞑想に沈潜し、感覚を空しくして思索し、無我の中に苦行する。これは、自我からの逃避、我であることの苦悩からの離脱で、一時の麻酔ではないことをゴビンダに説く。

　こうして瞑想のなかで、肉体からの脱出、自我からの逃避を試みていくシッダールタに、また も懐疑と次なる飛躍の衝動がやってくる。自分は正しい道を歩んでいるのか、解脱に近づいているのか、ゴビンダに投げかけ自問する。ここですでに多くのことを学んだと、やがてくるゴビンダとの別れを暗示する。まもなく、君とともに歩んだ沙門の道を去るだろうと告げる。この沙門のもとでの三年間、ふたりは共に修行した。風説が飛び、ゴタマ（Gotama）という仏陀があり、自己のうちに世界の苦悩を克服し、輪廻転生の車輪を停止させるというものであった。この風説は二人の耳に入った。ペストの癒しが可能であり、ゴタマ、釈迦族の賢者として無上の悟りを得、前世を記憶し、涅槃に達し、輪廻の中には戻らず、転生の濁流に沈むことはないという賞賛であった。仏陀の風説はあまくシッダールタに入り込み、この覚者の口から教えを聞く時を味わいたいという思いはもはや抗しがたいものとなった。今こそ沙門の元を去る時である。最長老の沙門ののしりを、呪縛のまなざしで封じ無力化し、シッダールタの魔力に屈服させ、自らさらばの祝福を言わせながらその場を去って行く。シッダールタは今仏陀を目の前にする。黄色い僧衣の群の中に、そこにあるのが仏陀であった。光と平和のほかには何事もないかのごとくであった。仏陀の教えを直ちに摂取し、苦悩について、その由来、それを除く道について学ぶ。その束の間の時間の中で、強く帰依に向かうゴビンダと裏腹に、シッダールタがこの仏陀の下をまたも去ろうとする。どうしても相容れることのできない違いを力説することになる。シッダールタは思う。世界の統一、一切の生起の連関、大小いっさいのものが、同じ流れと因果生滅の同じ法則によって総括されるのだという仏陀の教えは輝いている。しかしなにか一箇所で中断されています。そこに裂け目があり、そこからまた崩壊が始まるのです。このような異論を許して欲しいという。何か前になかったものが流れこんでいます。仏陀は、「御身が聞いた教えは自分の意見ではない。ことばのための争いよりも、自分を戒めることのほうが大切だ。目標は苦悩からの脱出である」と説く。シッダールタは、別のよりよい教えを求めるためではなく、遍歴を重ね、ひとりで自分の目標に到達するためです。そのため、一切の教えと師を去りたいのです。シッダールタは、仏陀が自分自身を与えてくれたと感謝する。ゆっくりとひとりでの放浪が始まる。あるひとつのものが自分から離れたと感じる。自我こそ自分が求めていたものである。これまでこの自我を欺き、逃れ、隠れてきた。シッダールタ自分自身を知らなかった。自我を分解し、殻をはがし、ばらばらにして求め続けた。そのため、自分自身が無くなっていたのだ。これから、いかなる教えにも従わず、自分自身について学ぶのだと思う。川と森がシッダールタの前に真実の姿で広がっている。意味と本質はどこかの背後にあるのではなく、その中のいっさいのものの中にある。愚鈍であった。今自分は目覚めた。きょう初めて生まれた、シッダールタはそう思った。前以上に自我となり、今歩み始めたシッダールタは、もはや家のほうでもなく、父のほうでもなく、帰るのでもなく、足早に去って行く。

第二部に書かれた世界

第二部には、カマーラ、小児人たちのもとで、輪廻、川のほとりで、渡し守、むすこ、オーム、ゴービンダの7章が書かれている。それらの要旨を著者の理解において、三つに分けて解釈してみたい。

1. 沙門から俗物へ

幼児のように世界をみることに真の姿があると悟るシッダールタは、美しい川のそばで夢を見、ゴビンダを思い出す。女が接近するが、なかばで拒否する。最初の人里で、遊女カマラの森にはいりこむ。シッダールタの不思議な魔性でカマラに接近し、金と着物と靴という世俗の中に一挙に突き進む。沙門の衣を脱ぎ捨てて。シッダールタには、カマラに与えるものは、なにひとつなく、自らの詩をもってカマラを誘う。カマラはこの不思議な、汚れた衣服のシッダールタに経験したことのない魅力を表明し、自分との付き合いが可能になる方法を示唆する。シッダールタは、町一番の金持ちに商法の真髄を授けてもらう。何事にも十分な資質を有するシッダールタは見事にこの道にいち早く通暁し、その極意をたちまち会得する。彼の真意は、しかし、商売にはなく、カマラとの恋の成就であり、享楽の礼拝である。一方で沙門のもとに帰ることをカマラに悟らせながら、歓楽と秘密、愛欲の技法に戯れる。しかし、愛することはできない。技法、それに達することは出来ないことをカマラも共に感じる。小児人（Kindermenschen）なら愛することができるという秘密を悟る。

長い間、シッダールタは世俗と享楽の生活を送った。彼の中にはなお禁欲、思索、分別の車輪は回転していたが、静止に近いものになっていた。俗世と惰性が徐々に浸透していた。しかし、どこかで他人とは異なり、優っている自分を感じる。さいころ、ばくちはシッダールタを憂鬱にする。カマラとの愛撫は、カマラにシッダールタの真に求めるものを感じさせ、果てしない遊戯の繰り返しに別れの鳥を放つ。遊戯は小児人のもの、サンサラ、つまり、輪廻ということである。もうこれは終わりにする時である。もはや、演じ続けることはできない。自分の内部でなにかが死んだ。シッダールタは去った。カマラは知っていた。あとには、カマラの身ごもった孤独の姿があった。

シッダールタは彷徨う。彼は輪廻に深く巻き込まれている。安息を得たい。死にたい。吐き気のする自己嫌悪、腐敗した肉体、たるんだ魂、シッダールタというこの犬を、狂人を魚が食ってくれればいい。川のそばにたたずみ、疲労と飢餓の中、水中をみつめるシッダールタにひとつのひびきが聞こえた。それは、完全なという意味の「オーム」であった。とりもなおさず、わが身の愚かさを悟り、いく年月の苦悩を越えて、今、梵を知ることになる。生命は破壊しがたいことを忘れていた。神神しいものを再び知った。頭を木の根に横たえ、深い、長い眠りに沈んだ。目をさますと、十年も経過したような放心の中で、水の同じように流れているそばにいる自分を取り戻す。没頭、帰入にほかならない、完成されたオームの口ずさみが、名状しがたい長い眠りに誘ったのだと思う。目ざめて起き上がると、そこに、かってのゴビンダが、眠っているこの変わり果てたシッダールタであることに気づくこともなく、見張っていてくれた。ふたりは再会した。ゴビンダには、今は俗性の富裕の衣、貴人の靴、香水の匂う髪に、かってのシッダールタは見えなかった。御身はもはや紗門でも遍歴者でもないと言うゴビンダ。いや自分は遍歴していると言い返すシッダールタ。ゴビンダは再びシッダールタをあとに沙門の列に加わる。シッダールタは、なぜ自分がバラモンとして、苦行者としてこの自我と空しく戦ったのかを思っていた。多くの聖句、禁欲、知者の奢り、自負、精神性の自我、これらを断食と苦行によって殺そうとした自分。しかし、自分を救うことはできなかった。これを俗性の中に、消し去ろうとした。今、老いたシッダールタは生き返っていた。若いシッダールタとなって、流れる川を、微笑しながら、自分の胃に耳をかしながら、何か新しいことが待っていると感じる。古いシッダールタは溺れ死んだ。新しいシッダールタは、川の流れに深い愛を感じる。

2. 川の瞬間

シッダールタは川にとどまる。愛をこめて彼は流れる水を、透明な緑を、神秘な模様を見る。そして、川の秘密を見た。彼の魂は今捉えた。川の水は絶えず流れる、瞬間瞬間に新たな様をみる。渡し守と一体になったシッダールタ。今、渡し守はシッダールタとの同居を承諾する。ふたりは、川の摂理について同じ結論に到達する。川は、源泉において、河口において、滝において、渡し場において、早瀬において、海、山において、同時に存在する。過去も未来もなく、同時に存在する。少年シッダールタはなく、前世も、過去ではない。死も梵への復帰も未来ではない。何者も存在せず、すべて存在する。

仏陀、正覚成道の死が近く、紗門の列が急ぐ中に、かのカマラがあり、シッダールタの子供を発見する。カマラは蛇にかまれ絶命し、三人の再会は束の間となる。今、彼の実子を前にして、シッダールタは、川に耳を澄まし、多くのことを教えられた。ありがたい思想でいっぱいであり、彼の求めてきた統一の思想に包まれる。死の前に、カマラに、あなたは、以前のシッダールタではなく、平和に満ちた人に変わっていますと告げられる。

こうして、シッダールタ、渡し守のバスデーバ、カマラとの間に残された少年と、渡し守の粗末な家の住人となった。シッダールタの深い慈悲に満ち、すべてに達観しているシッダールタの愛の中、少年は成長する。やがて、少年の自我は、かって、誰もがそうであるように、次第に思春期の反逆へと矛先を転じ、シッダールタの苦悩を募らせて行く。バスデーバは、御身は真に少年のためになる愛をもっているのかと、するどく追及する。少年は、なにをしても叱られず、どんなに声を荒げても慈愛の眼差しを向けられ、どんなに悪態をついても叩かれるようなことはなかった。少年は、まさしくこの父を陰険な憎むべき老人として、虐待されるほうがどんなに良いかという憎悪を抱く。バスデーバの鋭い指摘に悩むシッダールタを後に、盗みを繰り返し反抗を露骨にしていく少年は、ついに、渡し舟を対岸に残し去って行く。これを追う父。人知れずこれを追うバスデーバ。しかし、ふたりには、少年を引き戻す力はすでになく、かってのカマラの里に少年を残し、川に戻っていくシッダールタには、白髪と疲労困憊の影が濃く、再度深い眠りに落ち込む。

3. オーム　0m、それは完成

小児人を脱却しようとしたシッダールタの悩みは、今や逆にすべてを包含する統一に向かうことになる。傷のうずきは続いた。キンダーメンシエンに似てしまった自分。渡しの仕事に見る多くの人たちの真実、すべてに相反するものをも包含することが統一なのではないか、シッダールタは深く川面を凝視する。知者賢人も、愚者、小児人も、みな理解されてしかるべき人ではないか。虚栄や欲望、こっけいな仕草も尊敬されるべき価値ある存在ではないか、シッダールタは完成に向かった。川の嘲笑するのを見よとバスデーバは教える。自分が長い間、探求してきたものはなんであったか、今、徐々に花を開き、熟していく。それは、あらゆる瞬間に、統一の思想を感じ呼吸することである。注意深く聞け、自我の没入ではなく、すべてを、全体を、統一を聞くと、千の声の大きな歌は、ただ一つのことば、オーム、完成である。微笑の輝きが両人の上に発している。今自我は統一の中に流れ込んでいる。シッダールタは悩むことをやめ、運命と戦うこともやめる。

ゴビンダは、老渡し守の話を耳にし、シッダールタに再会し、いわば、最後の議論の中で、最後の論及に及ぶことになる。シッダールタの切り出しは、やはり教えや師を疑い、ひとりで遍歴を繰り返し、教えを拒否したことであった。最終的に学んだのは、川であり、渡し守のバスデーバであった。決して賢者でもなく思索者でもなかったが、彼は完全なひとであった。必然の理を弁えていた。師とはすべてを指す。知恵は伝えることのできないものである。私はひとつの思想を発見した。あらゆる真理は一面のものであり、その反対も同様に真実であるということだ。言葉がもともと間違った伝達の手段である。崇高なゴタマが、説教で、輪廻と涅槃、迷いと真、悩みと解脱とに分けざるをえなかった。それは理解している。だが、世界は一面的ではない。反対も真実である。罪びとのなかに、今日すでに未来の仏がある。御身の中に、一切衆生の中に、隠れた仏陀をあがめられなければならない。一つの石を拾い上げ、シッダールタは続ける。石は石であり、すべてを持っている。石を解釈することはない。思想と言葉の間に自分は区別をもっていない。私のひたすら念ずるのは、世界を愛すること、世界を軽蔑しないこと、世界と自分を憎まないこと、世界と自分と万物を、愛と賛美と畏敬をもってながめることである。ゴビンダは、なお懐疑と不可解の念を持って反論する。覚者は好意といたわり、同情と寛容とを命じるが、愛は命じなかった。彼はわれわれに、心を愛によって地上につなぐことを禁じた。つまり、覚者はこれを幻覚と認識した。シッダールタはやさしく答える。同じことばの理解が異なる。だからことばを疑うのだ。ゴタマが愛を知らぬはずがない。この師の偉大さはことばではなく、行為であった。説教や思索ではなかった。

今や、川の面に、統一の微笑する顔があった。無数の生死を越えた同時性の微笑、シッダールタの微笑は、ゴビンダの師、ゴタマの仏陀の、微笑であった。

考察

1．新たな始まりのために

シッダールタの第一部、第二部の完成の間にほとんど三年の月日が経過したというのは事実であるが、その背景や理由については、いささか不可解な点もある。「シッダールタ」のこの断絶は、作品の上では、この背景を知らされていなければ、筆が止まったとは気づかれないかもしれない。この作品をひとつの虚構とみれば、詩的構成を持ち、美しく、まとまっている。一部から二部への流れにさほどの違和感は覚えない。ヘッセ自身の苦闘によってうまく仕上がったと言えばよいのかもしれない。先に述べた、高橋健二のヘッセ研究4）に、第一部の理論構成は容易だったであろうが、実践の第二部は、ヘッセ自身が経験のないことであるから困難な道程であったという論述がある。しかし、シッダールタの内容を前章にまとめてみて、第一部の紗門の元へはしり、ゴタマに師事し、再び遍歴に赴くシッダールタは、これもいわば内面への道程体験であり、第二部の波乱の遍歴も、いわばヘッセの内面へ向かう体験であって、全体は、抒情詩的な心性の世界としての一面を持つ以上、あるいは、両者の間に越えられそうになかった深淵は、作品の上では感じられない。作品はあくまで虚構の詩であり、登場人物に具現される可能性である。

しかし、問題は、ヘッセ自身の背景にあった絶大の生活危機にあった。創作自体を続けること、すでに血肉となっていたインドの思想や、東洋の経典を一気に纏めたあとの続編は、自らを律する結論が含まれざるを得ない以上、私生活における何らかの解決の必要性があったということになる。これを、危機の巡礼者、ヘッセ評伝のフリードマン(3)を借りて、当時のヘッセ周辺を、精神医学的に探ってみたい。

1919年、第一次大戦の終わった五ヵ月後、妻ミアがいよいよ精神病院を退院するというその中で、ヘッセ決断はする。家族を棄てて南へ向かうのである。ヘッセ自身、自分は農民ではなく、探索する彷徨の民であるという。スイスを越えて、イタリア語圏に入っていく。列車がルガノに到着する頃には亡命に近い心境にあった。居を安定の場所として選んだのが、その後ほとんど一生を過ごしたモンタニョーラであった。眼前には、湖水と山並みの絶景が広がる太陽と温暖の地であった。ヘッセ特有の知人作りから、多くの友人を得、酒と官能の世界に浸った。当時、複数の女性と交際をしていたと伝えられている。

すこしさかのぼって1916年、重い神経衰弱と父の死亡は決定的な打撃であった。医師ラング博士のもと、自己の解放に取り組む。当時得た神話的な象徴に触発され、ユングに想を得たデミアンのアブラクサスの如く、西洋の価値の没落に変わるものとして、東洋の思想を用いることに思いいたった。インドの聖者伝説は母親のインド在住の遺伝的とも思われる自分の根源であり、敬虔なプロテスタントの家系である父の蔵書は、必然的なシッダールタへの道となっていた。

こうして、1919年の秋、猛烈な勢いで執筆され、わずかな時間で「シッダールタ」第一部は書き上げられた。しかし、このインドの思想に肉付けを与え自分の真の故郷となるには、なお「禁欲と瞑想の生活を送る必要がある」ことを実感していた。このあたりに、筆の止まった一応の解釈が成り立つ。そこから、読者に満足を与えるような人格の持ち主の創造が必要であった。ヘッセは自分の無力を感じていた。この時、その後の真の支持者となるフーゴー、バル夫妻との出会いとなる。バルは、当時、ヘッセを知った時、明らかにヘッセは身体の症状をもつ心気症だとみなし、抑うつが表情や態度に明白に示されていたと言う。1920年、ヘッセはなお混沌の中にあった。フリードマンによれば、「半年、まるでカタツムリのように、なにをするにものろのろして」いると日記に書いた。「元栓が絞られて炎は消えんばかり」ですとも言っている。1921年に入ると、なにか執筆再開へのエネルギーとどう結びつくのか、ある予感の到来か、ヘッセの行動に変化が見られ始めた。抑うつと不毛は長すぎる。ヘッセは、あちこちへの移動を見せ始める。講演会への誘いに応じ、友人の訪問、チューリッヒの音楽会によろこんで参加した。友人となっていたラング博士に治療を受け、そして、1921年には、C. G. ユングに直接会っている。こうして、分析治療にも積極的になったヘッセに、ユングの〝自己の内面に空間を作りだす〟思想が、大きなきっかけになったのかもしれない。

ヘッセの、恒常性と変化、自分と周囲の世界のテーマは差し迫った現実として、作品の人物に具現化されなければならない。

2.「シッダールタ」完成の時

中断は三年に及んだ。しかし、書き上げられたのは、わずかに六週間であったと言われている。「内面への道」はヘッセのなかで発見された。長い抑うつが意欲の昂進に拍車となって、ヘッセを駆り立てた。ここで再度、ユングが分析療法や直接の対話によって、なによりもおおきな力になっていたとフリードマンは考察していることに触れておく。結論すれば、生きている自我が唯一真実の、精神の奏でる楽器であると。筆者は、さりとて、実生活での完成は持ち越されたという思いが残る。「シッダールタ」の後にも、すなわち、「荒野の狼」、そして、終章となる「ガラス玉遊戯」においても、ヘッセは現実世界を創出することはできなかった。フリードマンが引用しているヘッセの姉への手紙にも、ヘッセは、心気症について芸術的表現でやや拡大解釈と思われる筆致をみせている。これは、精神分析の影響と思われる。第二部の世界も、内面への道というイメージであり、精神という表象であり、想像と神秘論的感覚であった。ただひとつの現実は、インドという世界のより身近な理解が、日常生活の心理学的認識とうまく溶け合ったということになろう。結論的には、どこまでも自我であり、離脱したい、克服したい、アンビバレンツであった。第二部の帰結は、第一部の「別れ」から、違う「別れ」を創造した。別れから彷徨へではなく、終に昇華していく万物への融合であった。他との別れは、教えられ認識することの過ちであり、精神的自己体験こそ、自我獲得の究極であった。しかも、それは自我の世界への合一であった。形式的には伝説的叙事詩的であり、弁証法の展開であった。アンビバレンツをそのままにとどめず、いわば昇華された世界となった。

もはや、論争も、認識の伝授も、教えも無意味となった。体験は内面空間で行われたが、そこには、静寂で時のない実存があり、「川」に象徴される統一の姿があった。反対の概念はすべてひとつになり、統一されていた。すべての生の一なることを意味している。東洋と西洋の合一がなされ、自我と世界の合一が示された。

「シッダールタ」は、第一次大戦後の若者や、インドをはじめ、アメリカにおいて、熱狂的な受けとめを得た。堕落した戦争理論に幻滅していた若者に、明確な光明がかざされたのである。

3．精神症候学的にみれば

偉大なる文豪ヘルマン・ヘッセの「シッダールタ」誕生に到る道程を辿った。特に第一部から第二部にかかる間に、三年の月日を要したことについて、精神医学はこれをどうみるかが著者の眼目であった。何らかの心的抑制が働いたのではないかと、まず思考される。

ヘッセが明らかになんらかの精神医学的アプローチの対象になりうることについて異論はなかろう。ヘッセには、幼児から神経症として纏められる状態が続いていた。著者は自我同一性障害としてこれまでの三篇に纏めてきた。ヘッセの自我をめぐる葛藤は、もとより終生の問題であり、終章である「ガラス玉遊戯」においても、集約すれば、自我と世界の同一性に関する、内面における統一がテーマであった。

1919年、「デミアン」の誕生後、引き続いて、「シッダールタ」に向かうヘッセがあった。しかし、家族や大戦によるヘッセ悪評の嵐は、意欲的な創作に強い抑制を強いたであろうことは疑いない。妻ミアは、やむなく精神病院に入院を余儀なくされる状態であった。多くの資料が残されて入るが、彼女がいかなる状態にあったのかはどうも判然としない。ヘッセが早くから、ミアの病態への対処として、性格障害や心因反応的な興奮ではなく、プロセスをもつ、けっして軽くはない病態を考えていたのではないかと思われる筆致がある。分裂病ではなかったかという疑問は残るが、当時のドイツ諸地方の精神病院状況が不明であり、〝退院〟という文言に、現在の視点でなんらかの推測を行うにはいささか資料に欠ける。ともかく、常識的な対応を妻と夫の葛藤に求めるような事態ではなかったものと思われる。この重圧から逃れ、政治的に追い詰められていたとはいえ、山紫水明の太陽の国イタリア語圏に亡命した。言ってみれば、解釈はどのようであれ、家族を逃れて自分本位の逃避をなしたといわれても仕方はなかろう。現代風に言えば、家族を棄て、正義という名の行為と批判されてもよいものであった。なによりも創作優位の姿勢とはいえ、社会的には問題のある姿勢ではないかと言うこともできる。しかも、人前に度々出向き、教訓的であったかどうかは別として、講演をこなし、音楽会に出没し、酒と女性に多くの時間を消費している姿には、いささか神聖なるヘッセのイメージを損ねるものとして問題となるところではないか。このように見れば、当時、抑うつの反動として、軽度の高揚気分があり、落ち着きのない、多動・興奮が底流していた可能性を否定しがたい。しかし、戦争にたいするヘッセの態度に排斥され続けた開放感から、進んで迎合的な社会適応を果たそうとした言動であった可能性も否定しがたい。

ヘッセは性格的には分裂病質と言われる。(6) 自然を愛し、読書、散策を好み、孤独で、詩的世界に憧れた。クレッチマーの「体格と性格」からみても、すらりとした、いわば痩身である。バルは心気症と断言していた。(7) 太陽の国、スイス南部に逃れたが、陽気なイタリアに憧れたというよりも、戦時の止むを得ない亡命的な逃避であった。長年、気分の変動に似た交代性感情起伏があるかにも受け取られるが、感情障害の起伏とは思われない。あくまで、神経症シューブであり、創作に向かう詩人の葛藤であった。ヘッセはフーゴー・バルが決め付けたように、心気症のあるひとであり、分析療法を自ら何度も受け、これを評価しながら、独自の治療を自分に課していたように思われる。「シッダールタ」をもって、現実適応に向かうには、ヘッセの資質がなお反目を続けるのではないかと思考される。

参考文献

（1）ヘッセ『シッダールタ』高橋健二訳、新潮社、平成11年、53刷、東京
（2）Hermann Hesse: Siddhartha Eine indische Dichtung. In Gesammelte Dichtungen, Dritter Band, Suhrkamp Verlag, 1952.

（３）『評伝　ヘルマン・ヘッセ―危機の巡礼者』ラルフ・フリードマン（藤川芳郎訳）、下、草思社、２００４
（４）高橋健二『ヘッセ研究』ヘッセ全集別巻、新潮社、昭和32年
（５）『ヘッセ魂の手紙』ヘルマン・ヘッセ研究会編訳、毎日新聞社、１９９８
（６）Guefknow, E. : Hermann Hesse Biographie, Gerhard Kirhihoff Verlag, Freiburg, 1952.
（７）Ball, H. Hermann Hesse, Suhrkamp Verlag, 1950.

（初出）
「日本病跡学雑誌」第76号２００８年12月15日

「狂人日記」の迷走
―大岡昇平『野火』への付言―

I．はじめに

大岡昇平の『野火』は、日本に初めて創出された本格的小説として、今日にいたるまで確固たる地歩を固めている。筆者は精神医学に携わるものとして、この『野火』が、初め「狂人日記」として出発し、『野火』として統一された経過に関心を抱いて来た。

小説の展開として、「狂人日記」は、当初の冒頭から、『野火』（終回）として、二十八章に、後、章立てになった全三十九章の三十七章に置かれるようになった。そして、三十八章には、「私」という主人公が、「戦後六年経過した間に、精神分裂病の研究をなし、若い精神科医と同等の知識を有するまでになった」と言わせている。そして、精神分裂病(註1)の治療方針が羅列された。『野火』に関する評論は枚挙に遑がないが、そのなかで、「狂人」の設定に疑問を投げかけたものが少なくない。筆者は、精神医学の立場から同様の見解を持ってきた。つまり、終章に至って精神分裂病としたのは作者の贅言であったと思考する。私＝田村上等兵は、敗戦間近の戦場にあって、極度の飢えによる一過性の精神変容をきたしたのであり。蓋然性という了解可能な世界の創出であった。異常であったのは戦争末期の混沌であって、主人公は生きることに懸命な健気ともいえる様態であった。

今回、『野火』出版の経緯、敗戦当時の出版事情、「狂」の書かれた部分の考察、『野火』出版の経緯、敗戦当時の出版事情、「狂人」の迷走、精神分裂病診断、削除部分などを合わせ、精神医学からの付言としたい。

Ⅱ. 出版の経緯

野田[6]の大岡昇平の創作方法、第二章、「俘虜記から野火へ」の序において、『野火』の発表の経過がまとめられているので、そのままを記載する。

「飢餓状態に追い込まれた孤独な敗残兵の狂気と人肉食というテーマを扱った、…戦争小説『野火』は最初、雑誌『文体』第三号（1948年12月）及び第四号（1949年7月）に前半部（主人公がフィリピン人の女性を殺害する、現在の『塩』の章まで）が発表されるが、『文体』廃刊によって中断、後に雑誌『展望』（1951年1―8月）に『文体』稿を改稿再掲載した上で連載され完結し、翌1952年2月に創元社より単行本として刊行された作品である。『文体』稿から『展望』稿、および『展望』稿から単行本への移行の過程で、章分けの細分化を含む大幅な改稿が施され、単行本で現在の全三十九章の構成となった。その後も細かい改稿がなされている。」

さらに野田は続けて、「『野火』は、大岡作品の中で、もっとも多く論じられてきた作品で、その改稿過程や文体・神・狂気・人肉食・社会的関係等々のテーマほか多岐にわたっている」と述べている。

花咲[1]は大岡昇平「野火」手稿―『展望』初出第三回分について―のなかで、「…よく知られているように、この折、当初存在したジャーナリストの「私」による主人公田村の紹介部分、いわゆる『初出導入部』は削除され、現行の形となった。この『展望』への掲載は全八回、八月号まで続き、昭和二十七年二月に単行化された。」

さらに、花咲[1]によると、「初出誌における全三十章のうちの『十一　朝』から『十三　行人』の三章分（現行では全三十九章のうち『二十　銃』から『二二　行人』の三章分）の手稿が確認された。この章は、現行『野火』の後半部分の頭の個所に当たる。『文體』誌掲載個所を削除加筆訂正の上掲載してきた第一、二回を受けた部分、すなわち、廃刊によって昭和二十四年七月号で中断した部分を受けた個所という言い方もできる部分でもある。」と結論している。

以上、この章において、『野火』出版の経緯を見てきたが、戦後の出版事情もさることながら、一旦世に出たものが何度も修正され、改稿されているのは異例ではないかと思われる。花咲[2]の『大岡昇平戦後の出発』の副題となっている『俘虜記』『武蔵野夫人』『野火』の三部作を持って作家を論じる必要がある」と言うように、創出の背景に経過のよどみや錯綜があり、改稿が重ねられたのであろう。さらに、筆者の憶測を付け加えると、戦後の出版界におけるGHQの検閲[6]から、戦記物に作家の配慮が必要であったことも思考される。

すなわち、『野火』における、非戦闘員であるフイリッピン女性殺害の章には、作家自身、きわめて入念な配慮を示していることが、花咲論文にも詳細にされている。

Ⅲ．小説『野火』[9]のあらすじ

ひとりの人間の究極の孤独と退行を描いた戦記である。舞台はフィリピン・レイテ島。日本軍の一団はアメリカ軍の逆襲に喘ぎ退却を強いられるなか、その中で、ひとりの兵士が仲間から離脱し追い込まれていく。田村上等兵である。隊は離散。敏感で知的な彼は人肉食という異常事態に追い込まれていく。生き残る可能性はないまま、尚日本軍の掌中にあった港に向かって、アメリカ軍を掻い潜り彷徨する。彼には危険という事態の認識はなく、死の思いのほうがより重く覆いかぶさる。生存の希望は皆無である。安全や安寧はもはやありえない。田村上等兵には幻覚の生起が見られてくる。彼は、教会の塔にある十字架に魅せられ、この中でひとりのフィリピン女性を撃つ。彼は、生き物を食さない神に召された天使であったが、遂に堕落の姿となる。しかし、田村は無意識の作為体験をみせるなかで、最後まで人間性に反することはない。『野火』は、究極の恐怖の中に神を見、霊性の世界を創出する。

Ⅳ.「狂」の設定

大岡昇平が『野火』執筆に先立ち、『俘虜記』の初章「捉まるまで」の構想を記述したのは、「疎開日記」(22)においてである。内容を抜粋する。

昭和二十一年四月二十七日、「生きている捕虜」の方法に続き、「捉まるまで」―ポー的想像力に統制された彷徨記とすること。(註2)飢え。…六月二十七日「狂人日記」を書いている。困難は「記憶を取り戻した男」という架空の状態に映る外界を描くことにある―内部を書くこともむずかしかろう。面倒な題材にかかってしまった。…「俘虜記」はポー風にはならなかった。しかし、「創元」二号は十二月まで出ないから、書き直す時間がある。僕の今の状態は他人のことを書くに適していない。告白したい思いで一杯だ。「狂人日記」(註3)を書き出した所以。十二月三日、「野火」に一転換。私小説のように、印象をくどくど書かないで、「私」に一つの性格を設置すること。…しかしとかく考えが「野火」に行き勝ちだ。

これを見ると、『俘虜記』の初章「捉まるまで」と「狂人日記」は、ほぼ同じ時期に相次いで書き始められたことがわかる。そして、当初の「狂人日記」は削除され、『野火』となる。つまり、当初の『俘虜記』から「狂人日記」へ、「狂人日記」から『野火』へと展開する。初版の削除部分の冒頭を要約する。

昭和20年の3月、レイテ島の俘虜病院に一人の変な患者がいた。私と同じ三十二三の一見普通のおとこであったが、食事について妙な偏執をもっていた。肉を一切食べない。丁寧に肉をえり分ける。彼の名は田村鶴吉。中部山中でゲリラに捕らえられた。後頭部に受けた打撃により、その前後の状況を完全に亡失。山野彷徨中に嵩じた肺浸潤のため病院で療養。彼の顔貌は、顎からこめかみにかけての筋力が奇妙にこわばって、仮面のような不気味な印象を与えた。一般には狂人に認められる特徴であるが、思い過ごしかもしれない。彼はある朝谷川で顔を拭いたとき、記憶が戻り始めたと言う。「自分は幾分頭が狂っていると思っていました。」狂人にその狂気についてただしても無駄である。その後、昭和20年日本に帰って翌年、この田村に再会した。肉は今食えるのかとただしたが、「喰わない」という。「自分は頭は狂っていない。ひとにわからないものがわかるからと言って、気が狂っているとは言えない」と言い張る。半年後受け取った分厚い原稿、これを書いてまもなく、彼の偏執は狂騒的症状を嵩じ、千葉の精神病院に入れられ、ふた月前に死亡した。彼にこの記録を書かせたことが、彼の狂気を進めたのではないか。「私」というのは、田村鶴吉である。…

以上が、初版の書き出し部分の抜粋である。この書き出しに、「狂人」の様態が書かれている。4頁あまりで、ここまでがカットされた。旧版には番号付きの表題はない。現版の狂人の設定は十七章から十八章において、「田村に狂気が生じた」で始まっている。

以下、現版から、問題部分の抜粋を試みる。

「一八　デ・プロフンディス」(10)

…床の埃に伏して私は泣いた。十字架に曳かれて降りて来た敬虔なる私が、何故ただ同胞の惨死体と、下手な宗教画家の描いたイエスの刑死体だけを見なければならないのか。私をここに導いた運命が誤っているか、そのいずれかである。「デ・プロフンディス」昨夜夢で私自身の口から聞いた言葉が響き渡った。私は振り向いた。声は背後階上の、合唱隊席から来たように思われたからである。しかし眼は声の主を探しながら、私はそれが私の幻聴であるのを意識していた。その声は誰かたしかに、私の知っている人の声だと私は感じたが、その時誰であるかは思いだせなかった。今では知っている。それは昂奮した時の私自身の声だったのである。もし現在私が狂っているとすれば、それはこの時からである。…この時私自身と外界との関係が、きっぱりと断ち切られたのを意識した。

「二〇　銃」(11)

…私はそのまま銃を水に投げた。…私は孤独であった。…私は何者かに操られているように思った。

「二五　光」(12)

…私は不意に心が軽く、力が湧くように思った。泥から足を抜く動作の一つ一つも、もはや私にはどうでもよい、任意のものと感じた。そして早く進んでいるような気がした。この安易な感覚によって、ひとつの奇妙な感覚が生まれてきた。私は自分の動作が、誰かに見られていると思った。…私はすぐ自分の感覚を嗤い、…しかし、私は間違っていた。私を見ていた者はやはりいたのである。…

「二九　手」(13)

…誰も見ていないことを、もう一度確かめた。その時…剣を持った右の手首を、左の手が握ったのである。…その生きた左手が自分のものではないように思われた。

…これが…他者により、動かされ出した初めである。

「三六　転身の頌」(14)

まだあたたかい桜色の肉を前に、私はただ吐いていた。空の胃から黄色い液だけが出た。もしこの時既に、神が私の体を変えていたのであれば、神に栄あれ。私は怒りを感じた。もし人間がその飢えの果てに、互いに食い合うのが必然であるならば、この世は神の怒りの跡に過ぎない。…そしてもし、この時、私が吐き怒ることが出来るとすれば、私はもう人間ではない。天使である。私は神の怒りを代行しなければならぬ。

「三七　狂人日記」(15)

私がこれを書いているのは、東京郊外の一室である。…あれから六年経った。…野戦病院で記憶を取り戻す。記憶喪失は脳震盪による逆行性健忘…昭和二十一年三月病院船で復員。…俘虜病院に収容された当初、…食膳に対し、一種の儀式を行う…人々は私を狂人と見做した…なにか、私以外の力にうごかされる…

「三八　再び野火に」(16)

医師のすすめで手記を書く…医師は自由連想診察…そしてアミタール・インタビュウ…によって私の秘密の一部を知っている…医師は私より五歳年少の馬鹿である（初版：「貧弱な男」)。…私は精神分裂病と逆行性健忘症の研究を積み、医師の精神病学の知識は、私の神学ぐらいだ、…連続睡眠とか電撃とか、蓋然的療法によって、私の拒食の習慣が除かれた…その点は感謝している。…人が発狂時に書くことには、深い人生の真実が潜んでいる…

「三十九　死者の書」[17]

再び銃を肩に、…裸足だ、…田村一等兵だ…今見ている私は…やはり、私だ…一体私が二人いてはいけないのか、…野火に向かう…私の殺した、比島の女、安田、永松…彼らが笑っている…私が彼らを食べなかったから…しかし、銃を持った堕天使…罪に堕ちようとしたその時、…私の後頭部が撃たれたのであれば、神が私を愛したため、予めその打撃を用意し給うたなら、…キリストの変身であるならば、…神に栄あれ…

V．考察―精神医学からの付言

大岡昇平の『野火』は、諸家が指摘してきたように、我が国独特と言われる私小説を脱して、はじめての本格的「小説」として評価を受けている。[24] 今回、この稿を思い立ったのは、読後の感銘と同時に、「狂人日記」として出発した経緯、作者の意図、精神医学からみた「狂人」について、改めて思考したい念が嵩じてきたことによる。

『野火』というロマンを何故に「狂人」を掲げて出発したのであろうか。作者自身、「疎開日記」[22]に、主人公の性格をはやく設定したいという文言がある。このように、主人公の決定は、単に「私」では済まなかったとまず思考される。次元を変えてみると、内容が『俘虜記』に始まる戦記物であり、戦勝国の米軍は日本に駐留し、ＧＨＱをもつ統制下の時であった。『野火』は、敗戦濃厚のフィリピンが舞台。その中で、非戦闘員の女性を銃殺し、追い詰められる状況とはいえ、米軍との戦いを描く作品である以上、当時の検閲が要請されていたはずである。[3][6] 戦犯を問われるとまでは想定していなかったと思われるが、主人公の性格特徴を作るよりも人肉食をめぐる「狂人」の設定が思考されたのかもしれない。

『野火』の中心課題は極度の飢えによる人肉趣食であった。いわゆるカニバリズム Cannibalism と言われている。しかし、用語の厳密な意味は異なる。もともと、食人俗 anthropophagy より発する用語で、人肉食は社会的に容認された、あるいは、制度化されたものとして、人間を食する行為のことである。従って極度な飢餓や精神異常の状況で生じた食人鬼のような神話・伝説で語られる非現実的のものは含まないと定義されている。[4] 小説『野火』は、したがって厳密には、カニバリズムではない。人間性に立脚すれば、人類最後のタブーであろう。人間が人間を食う行動である。食人、食人俗、人肉趣食、アントロポファジア anthropophagy である。鬼畜にも劣る行為として蔑視される。全人類的見地に立つと、信仰、政治的行為、異常性欲などにおいて多くの記述がある。そこで、小説『野火』においては、戦場での飢え、限界状況における究極の行為であった。このようなやむを得ない人肉食行為であるが、もし許されるとすれば、「転身の頌」に見るように神や天使への変身を書こうとしたものであろう。そして、究極は人間の救いにつながるのかもしれない。その意味で「狂人」を設定されたとみることもできよう。

作者自身、一方で、『俘虜記』執筆に際し、先に記載した「疎開日記」〈四月二十七日〉「捉まるまで」に〝ポー的想像力に統制された彷徨記とすること。飢え。〟と書いている。エドガー・アラン・ポーは、猟奇小説のなかに、奇人を配し想像を絶する展開で有名である。そのポー的な展開も作家の脳裏にあったと思われる。(註2)

小説『野火』は、作者が述べているように、あくまでもフィクションであった。当初、『俘虜記』の初章「捉まるまで」は、一人の風変りな男からの聞き語りのルポルタージュであり、『野火』の方はフィクションですと書いていた。しかし、後年の随筆の中で、いずれも〝フィクティシヤス〟ですと明言している。これが、小説として完成された背景である。

著者は結論として、「狂人」の設定はそれとして、後半に述懐的に書かれた「精神分裂病」は、書かれない方がよかったという意見である。精神医学からみて多くの誤解と偏見を生む贅言であったと思考する。すでに多くの文芸評論家がこの面に疑義を持ってきた。吉田(24)は、『野火』巻末の解説において、惜しみない賛辞の中に、『野火』の主人公の人間性を鋭く指摘している。「『野火』の主人公には少しも異常な所がないことにまず注意していい。作者は彼を平凡な一人の中年男に仕立てるのに明らかに苦心しているのであって、その苦心が失敗した跡はどこにも見られない。…その主人公の行動を辿って行くならば、その性格と同様に、我々にとって不可解なものは何一つないのであって、それが余りにも平凡なことばかりであるのが却って我々に、我々自身を含めた人間というものが如何に異常な存在であるかということに気付かせてくれる。…主人公が、その行動が、凡庸なのにも拘わらずする異常な体験である。」この解説は、主人公に異常な所はなく、シェイクスピアの「リア王」の結末における発狂が思い出されるという。一方、木股は、[註4]正常人がでっち上げた狂気の偽回想記に過ぎない、…狂気によるみずからの発狂過程の記録は生まれないのではないかという疑義を呈している。

『野火』の終章における狂人の姿についての代表的と言ってよいコメントは、本書を英語に翻訳したアイバン・モリス[5][18]に求められると思う。「私自身をふくめ『野火』を称賛する多くの欧米の読者は、作品の結末に関しては疑問を呈している。…終末に至り、…二人の戦友の死後、田村の窮状が絶望的といえるほどに叙せられているため、現にこの小説が終わっているような形で静かに幕が閉じられることは、私には信じがたい。…さらに納得のいかないと思われる個所は、田村が精神病院に入院してから、作品が徐々に緩やかな展開を見せることである。…急に締まりのない明々白々の解説に変化してしまっている。この冗長な盛り上がりのないエピローグ（英訳に際しては著者の許可を得て、私は数か所で省略したが）…こうした自意識過剰な探査に真実性を与えるため、精神分析用語がしばしば用いられる…巧妙さが本質となっている『野火』のごとき簡潔な小説の場合には確かに不必要である。…市川崑の映画では、冗長な病院のくだりは全く削られている。…」この英訳本の一部であるが、原本では、「精神病院に入れられた」のところが、モリスの文章は、「私が訪れた」となっている。[18]作者自身も、後年、精神病院での回想としたこと、最後の三章は評判が悪く、ないほうがいいと評論されていることを認めている。[20]

小説『野火』は、主人公が過酷な戦場にあって、極度の飢えによる人肉食をテーマにし、遂に、病的な状態に転身していくという小説である。文学史上特筆されるべき創出として評価は高い。作者の「狂人日記」は、執筆開始のときには冒頭に、以後、書き直し、出版社の変更を重ね、最終的には後半に置かれた。筆者には小説の評価はできないが、飢えによる死を目前にして、次第に精神変調をきたす過程を見ると、変調をきたす必然性・蓋然性が見事に描かれ、無理な表出とは思われない。精神症候学を援用して説明可能である。追い詰められた限界状況は、人に錯乱をもたらす。明識性を曇らせ、意識変容に到るであろう。知覚は狭小化し敏感となる。精神医学的には、限界状況における乖離と昏迷を描いた挿間性感応状態と解析できる。しかし、主人公が精神病院の一室で戦時体験を書くという設定に到るところには疑問が生じる。この部分は、主人公が異常体験に基づく後遺障害として、食膳に向かう特異な儀式、他の人によって自分が動かされる作為体験などの言動である。前者は、しかし、削除された原本や、完成本においても、俘虜病院に収容されていた時の状況として書かれている。したがって、復員後の残遺状態ではないということになる。さらに問題なのは、「三八　再び野火に」に説明が試みられていく部分である。抜粋に既に述べたように、ここでは、医師が診断したというよりも、主人公自体が戦後精神分裂病や逆行性健忘の研究を積んだと言わせている。ここに書かれた精神分裂病は、「狂人日記」の狂気と同一視することはできない。「…連続睡眠、電撃療法などによって、自分の拒食がよくなった、…医師は五歳年少の馬鹿である」という文言は作家のシニシズムによるものであろうが、精神医学領域からは是認できないものがある。簡単に言えば、いわば贅言に過ぎるものということが出来る。

作家自身は、「わが文学を語る」[20]において、『野火』は『俘虜記』と同じ材料をフィクションにしたものですが、結末は不意打ちになるように企まれています。二十六年に『展望』に連載する以前、二十三年、二十四年に季刊誌『文体』に前半を書いています。雑誌の性質もあって、一部の友人しか読んでくれませんでした。短いわけは『展望』に再掲した時つけたもので、読者に理解されないのを怖れたためです。『文体』では、二三箇所、一行空けの区分があるだけです。」と書いている。また、「わが文学における意識と無意識」[21]のなかで、『野火』は純然たるフィクションですと書き、さらに説明を試みている。「レイテ島の戦闘と二、三の細部は、タクロバンの収容所にいた時、俘虜の仲間から聞いたところに基づいていますが、主題はまったくフィクティシャスなものです。」さらに、「二十八年、私は『野火』の意図という論文を書きました。この作品が二十一年五月『俘虜記』の始めの部分を書いたすぐあとで思い立ったこと、はじめは『狂人日記』という題を持っていたこと、神はあとで導入されたことなどを書きました。当時この作品を論じた論文がかなりあったので、それに答えるために、買い被りを避けるためでした。外国旅行に出る前に、なんとなく書いておきたい気がしたからでした…『野火』には、作品の真中辺に断層があります。それは、『塩』と『銃』の章の間で、これは二十四年の掲載誌『文体』の廃刊のため中断した部分と、二十六年『展望』で再開した部分に当たっています。『野火』の意図では、最初に予定されていなかったフィリピンの女の殺害という事件が入ったため、と説明しておきました。つまり敗兵のアモラルな状態に、殺人の自責という日常的道徳が入って来て、作品の層に狂いがきたことです」と書いている。

『野火』には、記憶の想起という主要なテーマが掲げられた。[6][7]作者は、お伽話化を嫌う。記憶の想起に視覚化による可能性にこだわる。視覚化によって、その時には記憶の外、つまり、忘却していたものが十分よみがえるということのようである。大岡昇平の技法というか、物語の進行に詳細な地形の提示・叙述は有名である。これは、読者のためというよりも、より作者の徹底的な裏づけのために必要な技法かもしれない。この視覚による記憶想起と並置されたのが逆行性健忘である。逆行性健忘は、脳障害による逆行性の記憶障害である。従って、心因によるものと区別されなければならない。主人公は、銃の遊底蓋による頭部外傷を受け意識を失なったという設定にした。この短期間の記憶喪失と、限界状況における意識変容は性質を異にする。逆行性健忘も贅言ではなかろうか。

『野火』への付言として自我をめぐる考察をしたい。作品は、横断的には並行した人格が示される。縦断的には表裏一体の矛盾がある。主観と客観の交錯と融合がある。人の正常性と異常性という視点に立てば、究極的に了解可能な域にあり、生存した「私」は正常であり、体験した世界は異常であった。本書は狂人の手記ではない。追憶が追い求められ、再想起できる自意識がある。文学的には虚構の真実であり、精神医学的には限界状況における人の変容であった。

（註１）「精神分裂病」は現在「統合失調症」に病名変更されている。

（註２）エドガー・アラン・ポーの空想科学小説を指して、「ポー的」と書かれたものであろう。

（註３）『狂人日記』は魯迅に同名の小説があり、これを参考にされたと思われる。

（註４）木股知史「狂人の手記―『野火』をめぐって」佐藤泰正編、笠間選書１６６より。

（註５）『野火』の映画化は、市川崑監督、塚本晋也監督（２０１４年）によって既によく知られている。

参考文献

（１）」花崎育代「大岡昇平「野火」手稿―『展望』初出　第三回分について」論究日本文学、１００、pp.145-154　２０１４
（２）花崎育代『大岡昇平研究』双分社、東京、pp.11-29　２００３
（３）同書、p99　２００３
（４）石川栄吉、梅棹忠夫ほか編『文化人類辞典』弘文堂、東京、pp.368-369　１９８７
（５）モリス・I．（武田勝彦訳）「『野火』について」亀井英雄編：大岡昇平『野火』作品論集、クレス出版、pp.120-152　２００３（初出：中央公論社「海」１９６９年）
（６）野田康文『大岡昇平の創作方法―『俘虜記』『野火』『武蔵野夫人』』笠間書店、東京、p57　２００６
（７）同書、p62
（８）同書、pp.77-78
（９）大岡昇平『野火』新潮文庫、東京、１９５４
（10）同書、p79
（11）同書、p86
（12）同書、pp.111-112
（13）同書、pp.131-133

（14）同書、p160
（15）同書、p162
（16）同書、pp.167-168
（17）同書、p173, 175, 176
（18）Ooka, S. Trans. By Morris, J.：Ooka, S.：Fires on the Plain. Charles E. Tuttle Company. Tokyo. １９６７
（19）大岡昇平『俘虜記』新潮文庫、東京、pp.7-67　１９６７
（20）大岡昇平『フィリピンと私　現代日本のエッセイ　桜と銀杏』毎日新聞社、東京、pp.116-122　１９７６
（21）同書、pp.201-202
（22）大岡昇平「疎開日記」大岡昇平全集14―評論Ⅰ（大江健三郎、菅野昭正編）筑摩書房、東京、p4、１９９６
（23）大岡昇平「『野火』におけるフランス文学の影響」大岡昇平全集16、―評論Ⅲ（大江健三郎、菅野昭正編）筑摩書房、東京、pp.495-511　１９９６
（24）吉田健一「解説」：大岡昇平『野火』新潮文庫、東京、pp.177-182　１９５４

（初出）
［日本病跡学雑誌］第95号２０１８年６月25日

おわりに

今回、この書の出版を引き受けてくれた吉備人出版の社長が、この書に、『パトグラフィーへの誘い　—心の病と文学—』と表題をつけていた。私の方は異論もなくうまくまとまった表題だと今でも思っている。ここで、この精神医学の一領域、病跡学について、一言書き添えさせてもらいたい。この分野に学会がある。「日本病跡学会」である。九州の王丸先生と言ったか、この先達を中心に、戦後、学会が開かれた。昭和28年であったと思う。紙数の関係で詳細に出来ないが、当時から、臨床にとってなにか役に立たない年寄りの談論くらいに、一般には思われてきた。自分も実際に活躍しようと思わなかった。その理由は、今述べたように、臨床にかかわっていて、若い人たちの指導、そしてその前に自分の業績という観点からも、この病跡学に手を染めることは、なにか役に立たない暇人のする遊びくらいに思われたからであった。しかし、比較的早くから、恐らく岡山大学時代から、香川医科大学に赴任する時にはすでに学会費を払っていたように思う。香川医大着任後直ぐに、この道の大家となられていた自治医大の宮本忠雄先生を招聘したこともあった。現在尚事務局のある自治医大にただしたところ、私の「学会」入会は、昭和52年であることがわかった。すでに半世紀になる。実際に参加したのは、私の後継者となった洲脇教授がこの学会を高松で開き、これ以降であった。自分が、古く、文学部の履歴があることから、ヘッセ卒論を引き出し、以後手始めに、この学会に参加するようになった。都合10回以上の一般演題を読んできた。特に、第54回日本病跡学会を岡山市で開催でき、学会会長を勤めた。かくして、下手な作文の寄せ集めがこの書となった次第である。

現在においてもなお、この「病跡学」とは何かという命題は続いている。私の書いたものがこの病跡学に添うものであるかどうかも怪しい。自分は、精神医学の臨床にすこしでも役立つことを願い、また精神異常の実態を一般に敷衍したいの念から、文を起こしてきた。この会には、多くのすぐれた論客がなお頑張っていて、自分のこの書に自信がわいてこない。単なる解説書の綴りのような気がしてくる。私はこの書の論術を病跡学的と断じていない。従って、病跡学そのものを掲げず、〝病跡学への誘い〟とした。

例証の一つとして、ゴッホのてんかん説が敷衍していて長いが、ゴッホはてんかんではない。自明のことである。この辺を明確にしたかったのも本書の意図の一つである。

最後になったが、この書がすこしでもこの学会の隆盛に寄与するうえで何らかの貢献をしたい。現在、この病跡学会は活発な存在にあるとも思われないからである。

●著者プロフィル

細川　清（ほそかわ・きよし）

1931年広島県東城町生まれ。広島市の私立修道高校卒業。1955年東京大学独文学科卒業後、岡山大学医学部卒業。精神・神経医学を専攻。臨床脳波学をライフワークとする。1968年より2年半、アメリカ・ウィスコンシン大学に留学。岡山大学医学部助教授を経て、1983年初代香川医科大学精神科教授、1991—97年同大学付属病院長・副学長を務め退官。

著書に『精神医学のエッセンス』『精神科教授の談話室』（星和書店）『米寿、そして』『ヘルマン・ヘッセの精神史』『それから卒寿』『卒寿の各駅停車』（吉備人出版）などがある。『ヘルマン・ヘッセの精神史』で2022年の日本病跡学会賞を受賞している。

パトグラフィーへの誘い　—心の病と文学—

2025年1月20日　発行

著者　細川　清

発行　吉備人出版

〒700-0823 岡山市北区丸の内2丁目11—22

電話 086-235-3456　ファクス 086-234-3210

ウェブサイト www.kibito.co.jp

メール books@kibito.co.jp

印刷　株式会社三門印刷所

製本　株式会社岡山みどり製本

ISBN978-4-86069-757-0　C0047